Doris Kern

Natürlich schön

Die besten DIY-Naturkosmetik-Rezepte

VERLAG ANTON PUSTET

Doris Kern

Natürlich schön

Die besten DIY-Naturkosmetik-Rezepte

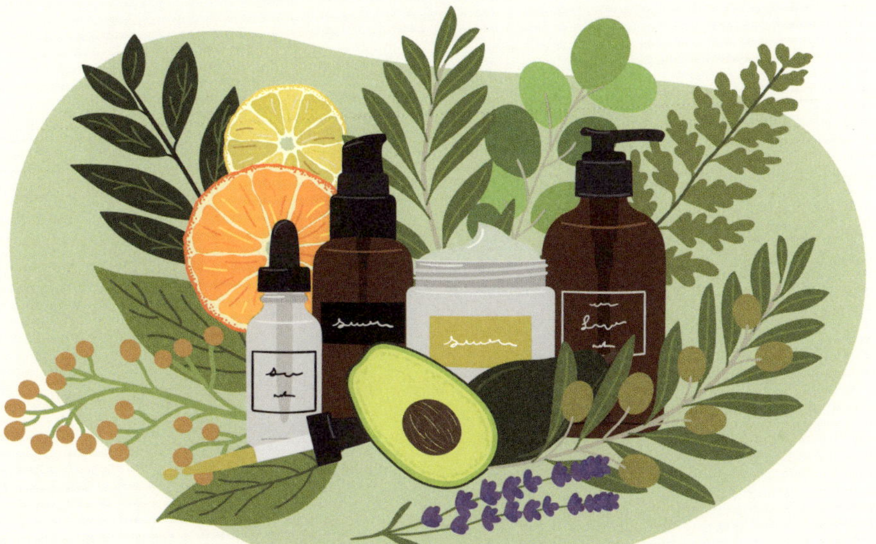

VERLAG ANTON PUSTET

Impressum

Bibliografische Information der Deutschen Nationalbibliothek
Die Deutsche Nationalbibliothek verzeichnet diese Publikation in der Deutschen Nationalbibliografie; detaillierte bibliografische Daten sind im Internet über http://dnb.d-nb.de abrufbar.

5020 Salzburg, Bergstraße 12

Grafik, Satz und Produktion: Tanja Kühnel
Lektorat: Markus Weiglein
Druck: GRASPO CZ, a.s.
Gedruckt in der EU

ISBN 978-3-7025-1139-5

www.pustet.at

Wir bemühen uns bei jedem unserer Bücher um eine ressourcenschonende Produktion. Alle unsere Titel werden in Österreich und seinen Nachbarländern gedruckt. Um umweltschädliche Verpackungen zu vermeiden, werden unsere Bücher nicht mehr einzeln in Folie eingeschweißt. Es ist uns ein Anliegen, einen nachhaltigen Beitrag zum Klima- und Umweltschutz zu leisten.

Bleiben wir in Verbindung –
melden Sie sich hier zu unserem Newsletter an!

Inhalt

Anhang

Einführung

Ich kann mich noch gut daran erinnern, als ich mein erstes Naturkosmetikprodukt selbst gerührt habe – es war ein Lippenbalsam und der Beginn eines wunderbaren Hobbys, das zu meiner Berufung wurde. Damals konnte ich noch nicht erahnen, wohin mich dieses erste Rezept führen würde. Seit diesem Tag beschäftige ich mich jedenfalls intensiv mit Inhaltsstoffen, Kräutern und Pflanzen – und wie sie äußerlich, aber auch innerlich für den gesamten Körper, Geist und Seele wohltuend sein können.

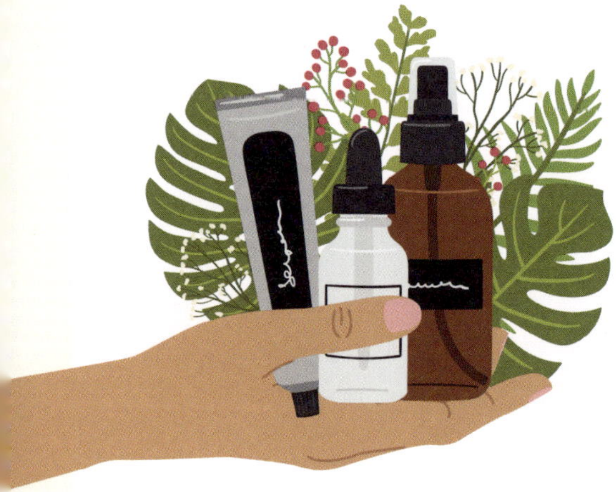

Es macht große Freude, sich mit der eigenen Kosmetik zu beschäftigen und Inhaltsstoffe sorgfältig auszuwählen – das zu verwenden, was gerade draußen wächst, kreativ zu sein und die wunderbare Pflege auf der Haut zu spüren. Denn unsere Haut ist unser größtes Organ und weit mehr als nur eine äußere Hülle. Sie erfüllt viele Funktionen und stellt eine Schutzbarriere nach außen dar. Als Temperaturregler kühlt oder wärmt sie unseren Körper, außerdem mag sie einiges über unseren Gemütszustand verraten. So lässt sie uns schon mal erröten oder macht uns blass vor Schreck. Sie ist auch unser Erscheinungsbild nach außen. Daher ist es besonders wichtig, auf eine sanfte und vernünftige Hautpflege zu achten, die ihre Funktionen unterstützt und sie nicht beeinträchtigt. Die Haut ist für uns weit mehr, als wir oft bewusst wahrnehmen – das Wissen darüber, was die Haut braucht, ist daher für Groß und Klein bedeutsam.

Rührt man seine eigene Kosmetik selbst, so weiß man, was in den Pflegeprodukten enthalten ist und kann sie auch gezielt auf die eigenen Wünsche und Hautbedürfnisse anpassen. Meine Rezepte sind sehr einfach gehalten und enthalten meist nur wenige Inhaltsstoffe. Natürlich gibt es auch in der Naturkosmetik viele zusätzliche feine Stoffe, die man verwenden kann und die auch sehr pflegend wirken. Aber oft überwältigt eine lange Liste an Ingredienzen und hindert einen daran, auch wirklich ins Tun zu kommen. Daher habe ich bewusst auf eine zu große Auswahl verzichtet. Wer schon fortgeschrittener ist, der kann natürlich jedes der Rezepte anpassen und noch weitere Stoffe hinzufügen. Ich verwende sehr gerne selbstgemachte Ölauszüge, alkoholische Tinkturen oder auch pflanzliche Auszüge aus Glycerin. So kann man herrlich kreativ werden und verschiedenst duftende Blüten und Kräuter in pflegende Inhaltsstoffe verwandeln. Du magst lieber eine andere Tinktur? Dann verwende jene, die du zur Hand hast und die dir guttut! Meine Rezepte sollen dir ein gutes Gerüst liefern, um Produkte auszuprobieren und sie dann an deine Bedürfnisse anzupassen.

In den folgenden Kapiteln findest du kurz zusammengefasst die Grundlagen, um selber Tinkturen, Glycerite, Ölauszüge, aber auch Salben und Cremen herzustellen. Falls du noch keine Erfahrung mit der Herstellung von pflanzlichen Auszügen hast, dann wirf unbedingt zunächst einen Blick auf diese Basics.
Im Anschluss habe ich die 30 besten Rezepte meiner Bücher *Einfach natürlich*, *Aromatischer Wald*, *Verlockende Blüten* und *Freche Früchtchen* in überarbeiteter Form zusammengetragen und liste auch fünf ganz neue Rezepte, die dir guttun und deinen Alltag bereichern werden – die Produkte eignen sich zudem wunderbar als Geschenke für liebe Freunde.

Ich wünsche dir auf jeden Fall eine Menge Spaß beim Ausprobieren und Kreieren deiner eigenen Naturkosmetik!

Alles Liebe, deine Doris

Doris Kern

Grundrezepte

Die Basis vieler Rezepte in diesem Buch sind pflanzliche Auszüge aus verschiedenen Ölen, Alkohol oder Glycerin. Diese stellen eine wunderbare Möglichkeit dar, um die pflegenden Inhaltsstoffe der Pflanzen für unsere Haut zugänglich und nutzbar zu machen.

Tinkturen

Was sind eigentlich Tinkturen? Das Wort kommt vom lateinischen „tingere" und bedeutet „färben". Dabei werden pflanzliche Stoffe mit einem Lösungsmittel, meistens Alkohol, ausgezogen. Das heißt, die Inhaltsstoffe gehen in den Alkohol über und werden so für uns verfügbar und haltbar gemacht. Wir vermögen Tinkturen innerlich für unsere Gesundheit nutzbar zu machen, äußerlich als Einreibemittel auf der Haut oder auch in Kosmetika. Über Tinkturen können Wirkstoffe in das Pflegeprodukt eingeschleust werden und sie dienen mit ihrem Alkoholgehalt auch als gutes Konservierungsmittel.

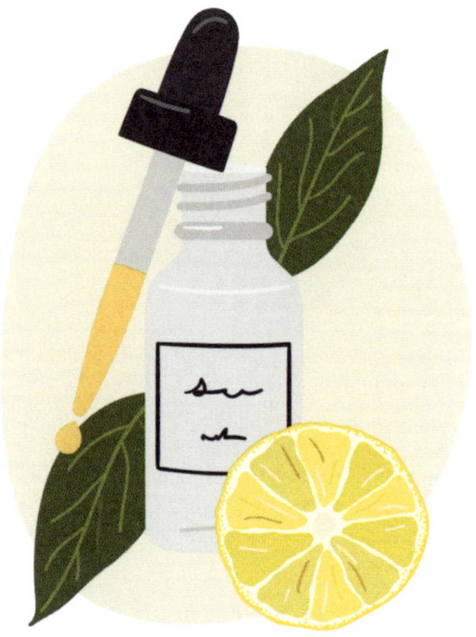

Für viele Tinkturen reicht ein Alkoholgehalt um die 40 Vol.-% aus. In Supermärkten erhält man Schnaps, aus Obst oder Getreide hergestellt, oder auch Wodka mit etwa 38 Vol.-%. Sie können für viele Rezepte verwendet werden. Bei manchen Inhaltsstoffen ist ein höherer Alkoholgehalt ab etwa 70 Vol.-% erforderlich. Ich verwende dazu gerne sogenannten Ansatzkorn, den es in vielen Geschäften mit etwa 80 Vol.-% zu kaufen gibt. Alternativ kann man auch Weingeist verwenden.

Wie setzt man alkoholische Tinkturen an?

Das Ansetzen von Tinkturen ist weit verbreitet und kann sehr einfach zu Hause vollzogen werden. Dazu lassen sich frische oder auch getrocknete Pflanzen verwenden. Wichtig ist, dass diese gut zerkleinert werden. Je kleiner das Pflanzenmaterial ist, desto leichter können die Inhaltsstoffe in den Alkohol übergehen.

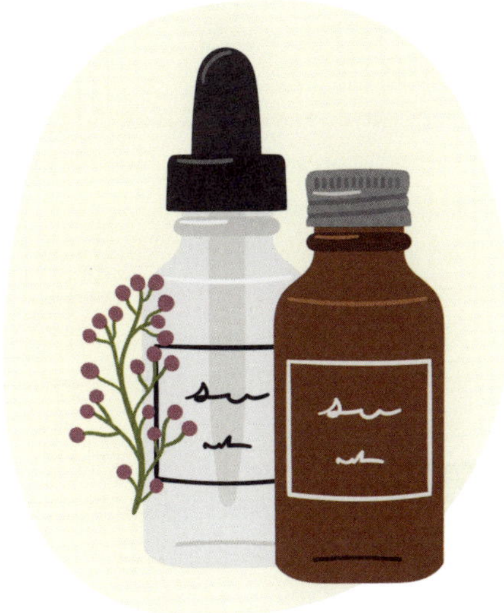

Man benötigt:

- Alkohol
- Pflanzenmaterial (frisch oder getrocknet)
- Verschließbare, weithalsige Gläser
- Filter zum Abseihen
- Flaschen zum Abfüllen
- Etiketten zum Beschriften

So wird's gemacht:

Es können sowohl getrocknete als auch frische Pflanzen verwendet werden. Im Vorfeld sollte überprüft werden, dass keine schlechten Teile dabei sind. Greift man auf frische Pflanzen zurück, lässt man sie etwa einen halben bis ganzen Tag anwelken, sodass ein Teil des darin enthaltenen Wassers verdunsten kann. Wichtig ist, das Pflanzenmaterial so gut wie möglich zu zerkleinern, denn so erhält man viel Angriffsfläche, an der das Auszugsmittel wirken kann. Auch getrocknete Pflanzen gut zerkleinern. Die zerkleinerten Pflanzenteile bis etwa zur Hälfte in das Glas füllen. Laut Arzneibuch verwendet man einen Teil Droge (Pflanzenmaterial) und fünf bis zehn Teile Alkohol. Im Hausgebrauch füllt man das Pflanzenmaterial bis etwa zur Hälfte in das Glas, übergießt es dann mit dem Alkohol und verschließt das Glas.
Die Tinktur an einen gleichmäßig warmen Ort ohne direkte Sonneneinstrahlung stellen und für mindestens zwei Wochen, gerne auch länger, ziehen lassen.
Dabei die Tinktur täglich mehrmals leicht schütteln und immer wieder kontrollieren, dass das gesamte

Pflanzenmaterial von der Flüssigkeit bedeckt ist.
Nach der Auszugszeit durch einen möglichst feinen Filter abseihen. Besonders wenn die Tinktur in der Kosmetik verwendet wird, ist ein sorgfältiges Filtern wichtig. Denn ansonsten können die noch darin enthaltenen Schwebstoffe die Haltbarkeit des Pflegeproduktes beeinträchtigen.
In Flaschen füllen und beschriften.

Glycerinauszüge (Glycerite)

Glycerin ist ein spannender Inhaltsstoff in der Kosmetik. Er kommt ganz natürlich in unserer Haut vor und sorgt für eine gute Befeuchtung. Glycerin entsteht, wenn man Fette in Fettsäuren und Glycerin aufspaltet, dies passiert beispielsweise bei der Herstellung von Seifen durch Lauge. Chemisch betrachtet ist es ein dreiwertiger Alkohol. Beim Kauf von Glycerin am besten auf pflanzliche Bio-Qualität achten! Man erhält es in der Apotheke oder auch in Geschäften, die Naturkosmetikrohstoffe anbieten. Meist gibt es zwei Qualitäten zu kaufen: „Glycerin 86 %" und „Glycerin 99,5 %". Beide sind für die Herstellung der eigenen Kosmetik geeignet.
Wie bei anderen Tinkturen dient bei den Glyceriten das Glycerin als Auszugsmittel. Man will die wertvollen Inhaltsstoffe der Pflanzen im Glycerin lösen und somit für Pflegeprodukte verfügbar machen. So kombiniert man die Eigenschaften des Glycerins mit den pflanzlichen Wirkstoffen – eine meiner Lieblingsmethoden, um meine Kosmetikprodukte noch pflegender zu gestalten.

Vorteile von Glycerin:

- Es befeuchtet die Haut sehr gut und unterstützt die Wirkstoffe, um tiefer in die Haut eindringen zu können.
- Es ist farblos und hat keinen starken Eigengeruch.
- Es ist lange haltbar und hat eine leicht konservierende Wirkung auf das Kosmetikprodukt.
- Farbe und Duft der Pflanzenteile bleiben meist besser erhalten.

Allerdings sollte Glycerin nicht zu hoch dosiert werden, da es sonst austrocknend wirken kann: in Emulsionen, Lotions oder Tonics bis maximal 5 %, in Reinigungsprodukten bis zu 10 %.
Die Herstellung von Glycerintinkturen ist der von alkoholischen sehr ähnlich. Ich verwende allerdings das Glycerin nicht pur, sondern mische es gerne im folgenden Verhältnis: 60 % Glycerin, 20 % Weingeist und 20 % destilliertes

Wasser oder Quellwasser. Diese Mischung kann aber auch je nach Pflanze verändert werden, wenn das Pflanzenmaterial beispielsweise sehr viel Feuchtigkeit enthält.
Erstellt man beispielsweise 100 g Glycerite, so verwende ich also 60 g Glycerin, 20 g Weingeist und 20 g destilliertes Wasser oder Quellwasser.

Ölauszüge (Ölmazerate)

Wie schon Tinkturen eignet sich auch Öl sehr gut, verschiedene Wirkstoffe auszuziehen. Dabei kombiniert man die Heilkraft der Öle mit jenen der Pflanzen und es entstehen wirksame Haut- und Heilmittel. Man spricht dann von einem Ölauszug oder auch einem Ölmazerat.

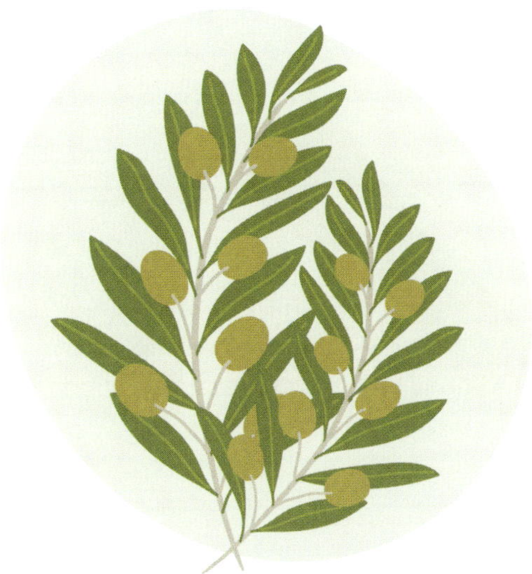

Bei der Auswahl der Öle sollte man darauf achten, dass sie oxidationsstabil und lange haltbar sind. Sehr gut eignen sich:

- Olivenöl
- Jojobaöl
- Mandelöl
- Sonnenblumenöl
- Kokosöl
- Sesamöl

Dabei lassen sich Öle auch miteinander mischen. So kann ein kleiner Teil Jojobaöl die Stabilität von anderen Ölen erhöhen. Auch die Zugabe von Vitamin E macht das Ölmazerat länger haltbar.

Methoden der Herstellung

Es gibt grundsätzlich zwei Herangehensweisen, um Ölmazerate selbst herzustellen. Dabei unterscheidet man den Kalt- und den Warmauszug. Es können sowohl frische als auch getrocknete Pflanzenteile verwendet werden. Wichtig ist bei beiden Methoden, auf Sauberkeit zu achten, da das Öl sonst leicht kippen (d. h. schimmlig oder ranzig werden) kann.

Kaltauszug

Der Kaltauszug ist eine einfache und sehr weit verbreitete Art, um Pflanzenstoffe in Öl auszuziehen.

Man benötigt:

- Verschließbares, weithalsiges Glas
- Pflanzenmaterial (frisch oder getrocknet)
- Öl
- Messer zum Zerkleinern
- Baumwolltuch oder Küchenrolle zum Abdecken
- Alkohol zum Desinfizieren
- Spatel zum Durchrühren
- Flaschen zum Abfüllen
- Etiketten zum Beschriften

So wird's gemacht:

Beim Kaltauszug wird zunächst das Pflanzenmaterial vorbereitet. Frische Pflanzen lässt man einen halben bis ganzen Tag anwelken, da so schon einiges an Feuchtigkeit aus der Pflanze entweichen kann. Denn Feuchtigkeit kann zu Schimmelbildung im Öl führen. Danach das Pflanzenmaterial gut zerkleinern. So schafft man mehr Fläche, wo sich das Öl anlegen kann – und umso mehr Wirkstoffe können extrahiert werden.

Die zerkleinerten Pflanzenteile in ein vorher desinfiziertes, weithalsiges Glas bis etwa zur Hälfte locker schichten. Mit dem Öl übergießen und bei frischen Pflanzen für die nächsten 2–3 Tage mit einem Tuch bedecken. So kann die restliche Feuchtigkeit noch entweichen. Bei getrockneten Pflanzen kann das Glas sofort verschlossen werden.

Das Öl an einem gleichmäßig warmen, aber nicht vollsonnigen Platz für mindestens 2 Wochen, gerne auch 3–4 Wochen, ziehen lassen. Am besten täglich mit einem vorher desinfizierten Spatel durchrühren und immer darauf achten, dass alle Pflanzenteile mit Öl bedeckt sind. Das Durchrühren bewirkt, dass kein Konzentrationsgleichgewicht entsteht. Das bedeutet, dass das Öl rund um die Pflanzenteile bereits mit Wirkstoffen gesättigt ist: Rührt man es durch, kommt es wieder zu einer Vermischung und weitere Inhaltsstoffe können extrahiert werden. Dasselbe gilt für Tinkturen.
Nach der Ziehzeit durch ein feines Sieb oder Leinentuch abfiltern. Wie bei den

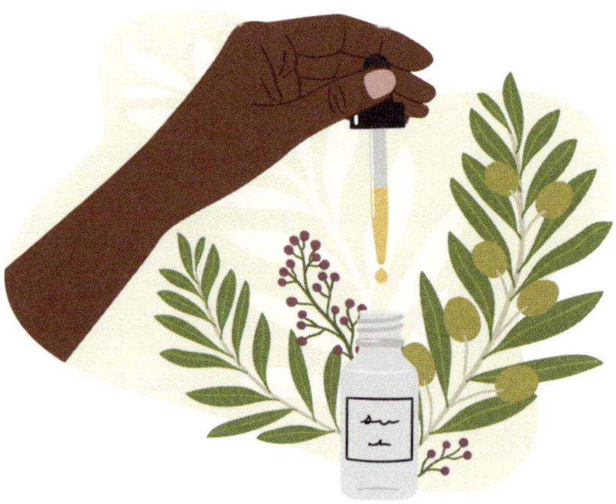

Tinkturen filtere ich auch hier meist zweimal: zuerst durch einen gröberen Filter und anschließend durch einen feineren Kaffeefilter aus Metall. Falls gewünscht, etwas Vitamin E (zwei Tropfen auf 100 g) dazugeben und in desinfizierte Flaschen abfüllen. Beschriften nicht vergessen!

Warmauszug

Der Warmauszug ist eine weitere Möglichkeit, die Wirkstoffe in das Öl übergehen zu lassen. Besonders wenn man nicht die Zeit hat, das Mazerat für 2 Wochen oder länger ziehen zu lassen – oder auch, wenn man stark wasserhaltige Pflanzen verwendet –, ist es das Vorgehen der Wahl.

Man benötigt:

- Hitzebeständiges Glas
- Topf, Wasser und Ofen
- Thermometer zum Prüfen der Temperatur
- Pflanzenmaterial (frisch oder getrocknet)
- Öl
- Messer zum Zerkleinern
- Alkohol zum Desinfizieren
- Spatel zum Durchrühren
- Flaschen zum Abfüllen
- Etiketten zum Beschriften

So wird's gemacht:

Die Vorverarbeitung des Pflanzenmaterials ist dieselbe wie beim Kaltauszug. Bei einem Warmauszug püriere ich teilweise auch die Pflanzen oder Früchte mit dem Öl, um einen besonders intensiven Auszug zu erhalten.
Die zerkleinerten Pflanzenteile werden in ein feuerfestes Glas gegeben und mit dem Öl übergossen.
Das Mazerat wird für mindestens 30 Minuten, besser über 2–3 Stunden, im Wasserbad erwärmt. Die Wärme bewirkt, dass die Wirkstoffe ins Öl übergehen. Dazwischen immer wieder mit einem sauberen Spatel durchrühren. Allerdings muss darauf geachtet werden, dass das Öl nicht zu heiß wird, es soll maximal eine Temperatur von 70–80 Grad erreichen, da sonst die Pflanzenteile im Fett frittiert werden und die wertvollen Inhaltsstoffe verloren gehen.
Wer etwas mehr Zeit mitbringt, kann das Mazerat mit den Pflanzenteilen nach dem ersten Erwärmen über Nacht stehen lassen und am nächsten Tag nochmals für 2–3 Stunden erhitzen.
Nach der Ziehzeit durch ein feines Sieb oder Leinentuch abfiltern. Wie bei den Tinkturen filtere ich auch hier meist zweimal: zunächst wieder durch einen gröberen Filter und anschließend durch

einen feineren Kaffeefilter aus Metall. Falls gewünscht, dann auch in diesem Fall wieder etwas Vitamin E (zwei Tropfen auf 100 g) dazugeben und in desinfizierte Flaschen abfüllen. Beschriften nicht vergessen!

Die Haltbarkeit von Ölmazeraten hängt sehr stark vom verwendeten Öl ab und auch davon, welche Pflanzen extrahiert werden. Verwendet man stark feuchtigkeitshaltige Pflanzen, wird das Öl nicht so lange halten.

Salben und Cremen

Salben und Cremen selbst herzustellen, ist ein wunderschönes Hobby. Mit ihnen kann man einerseits den Körper natürlich pflegen und andererseits auch bei kleineren Wunden oder anderen

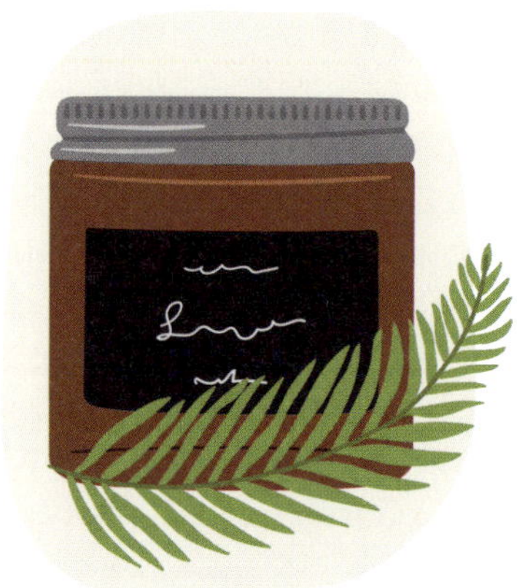

Wehwehchen mit der Kraft der Natur sanft den Heilungsprozess unterstützen. Wenn man sich bei der Zubereitung bewusst Zeit nimmt und mit Bedacht die Zutaten auswählt und verarbeitet, ist es eine besonders sinnliche Tätigkeit!

Salben-Zubereitung

Die Herstellung von Salben ist sehr einfach und kann schnell erlernt werden. Außerdem macht es große Freude, die pflanzlichen Inhaltsstoffe in einer festen Salbe verarbeitet zu sehen und zu wissen, welche Wirkung in ihr steckt.
Salben selbst zuzubereiten war in früheren Zeiten ganz „normal" und allgegenwärtig, da es noch keine vergleichbare Versorgung wie heutzutage gab. Es wurde verarbeitet, was man zu Hause hatte. Die eigenen Ölansätze und Tinkturen wurden hergestellt, gemischt etwa mit Bienenwachs. Oder, man legte die Kräuter in Butter oder Schmalz ein. So baute man sich seine eigene kleine Naturapotheke auf, mit der man den Großteil der Erkrankungen und Wunden selbst versorgen konnte.
Salben sind grundsätzlich einphasige Zubereitungsformen von verschiedenen Fetten, Ölen und Wachsen, sie können kleine Mengen von Flüssigkeiten enthalten (z. B. Tinkturen). Auf der Haut bilden sie einen Fettfilm und verhindern

so das Verdunsten von Flüssigkeit. Durch den gebildeten Film decken sie die Haut gut ab und weichen die oberste Hornschicht auf. Darunter bildet sich Feuchtigkeit, die die Hornschicht aufquellen lässt. So können die Wirkstoffe besonders gut in die Haut eindringen. Gerade bei chronischen Hauterkrankungen oder besonders trockener Haut schützt der Fettfilm. Dadurch, dass keine oder wenig Flüssigkeit verwendet wird, weisen Salben auch eine sehr gute Haltbarkeit auf. Diese wird durch die verwendeten Inhaltsstoffe vorgegeben.

Salben-Basisrezept für 50 g

Die folgende Salbe ist von der Konsistenz her eher weich und lässt sich gut auftragen. Wer es gerne etwas fester haben möchte, erhöht den Bienenwachsanteil leicht oder mischt zum Öl noch etwas Shea- oder Kakaobutter.

- 44,5 g Öl oder Ölmazerat
- 4,5 g Bienenwachs
- 1 g Tinktur
- Tiegel zum Abfüllen
- Etiketten zum Beschriften

Sind die Vorbereitungen getroffen und alles gut desinfiziert, wird zunächst das Öl in ein feuerfestes Glas gewogen. Das Bienenwachs ebenso abwiegen und zum Öl hinzugeben.

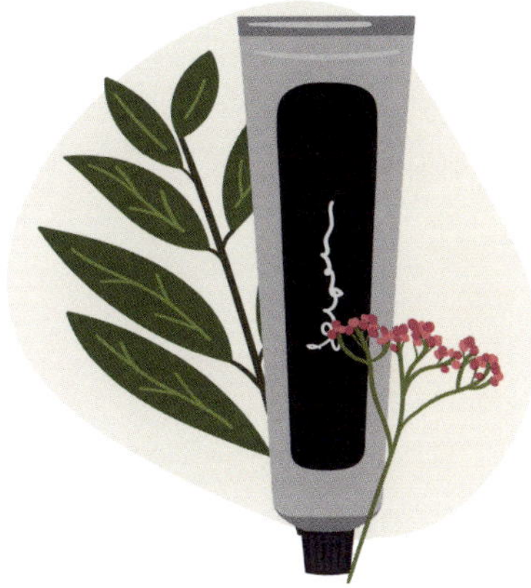

Nun das Glas in das Wasserbad stellen und langsam erhitzen, bis sich das Bienenwachs vollständig aufgelöst hat. Dabei darauf achten, dass das Öl und das Bienenwachs nicht zu heiß werden. Eine Temperatur von 65–70 Grad ist dabei völlig ausreichend.
Ist alles geschmolzen, mit einem Löffel oder Spatel durchrühren und eine Kleinigkeit entnehmen, auf einen Teller tropfen und auskühlen lassen. So kann man kontrollieren, ob die Salbe die gewünschte Festigkeit besitzt. Sollte sie zu weich sein, kann noch etwas Bienenwachs hinzugefügt werden. Ist sie zu fest, noch etwas mehr Öl beimischen. Anschließend vom Herd nehmen und überkühlen lassen, erst dann die Tinktur und eventuell die ätherischen Öle eintropfen und mit einem Spatel gut verrühren.

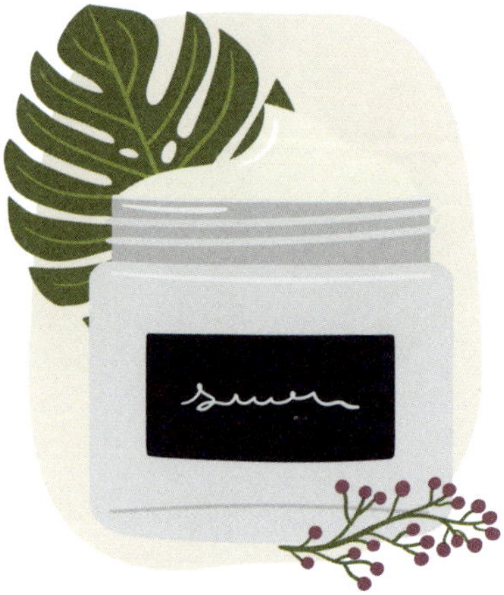

Um eine cremige Konsistenz zu erreichen, rührt man die Salbe mit dem Spatel noch weiter, bis sie andickt. Anschließend in einen vorbereiteten Tiegel abfüllen und vollständig auskühlen lassen. Erst dann mit dem Deckel verschließen.
Zum Schluss noch eine Etikette beschriften und das Herstellungsdatum notieren.

Creme-Zubereitung

Cremen bestehen im Gegensatz zu Salben immer aus mehreren Phasen, und zwar der sogenannten Fettphase und Wasserphase. Man verbindet mit Hilfe eines Emulgators zwei Stoffe, die sich normalerweise nicht verbinden würden und erhält eine Emulsion. Sie fühlen sich viel leichter und nicht so fettend auf der Haut an und sind für die tägliche Pflege unserer Haut geeignet.

Aufbau eines Creme-Rezepts

Meine Rezepturen baue ich immer nach Fettphase, Wasserphase, Hilfs- und Zusatzstoffen auf. So bekommt man einen guten Überblick, welche Fette, Butter und andere notwendigen Stoffe man benötigt und kann sie auch nach persönlichen Bedürfnissen austauschen.
In den Rezepten wird immer genau aufgelistet, welche Stoffe zu welchem Zeitpunkt verarbeitet werden müssen.

- **Fettphase:** Butter, Öle, Emulgator
- **Wasserphase:** destilliertes Wasser, Hydrolate
- **Hilfs- und Zusatzstoffe:** Konservierungsstoffe, Glycerite, Tinkturen, Xanthan, ätherische Öle

Herstellung der Creme

Wie bei der Salbe geht man zunächst die vorbereitenden Schritte durch und desinfiziert alles gut.
Anschließend wiegt man sich die Öle und Butter ab und gibt sie in ein feuerfestes Glas.
In meinen Rezepturen wird auch der Emulgator zur Fettphase gegeben.
Die Wasserphase wird in ein zweites feuerfestes Glas gewogen. Um die

Stabilität meiner Cremen zu erhöhen, verwende ich gerne Xanthan transparent. Man kann dies unter Rühren in die gesamte Wasserphase streuen oder man benetzt das Xanthan in einem weiteren Behälter mit den Tinkturen oder Glyceriten von den Hilfs- und Zusatzstoffen. Dann kann das Xanthan bereits quellen und lässt sich einfach weiterverarbeiten.
Wasserphase und Ölphase werden nun im Wasserbad erhitzt, bis sie etwa eine Temperatur von 65 Grad erreichen. Beide Phasen sollten gleich temperiert sein.
Anschließend vom Herd nehmen und die Wasserphase in die Fettphase leeren und mit dem Mixer kräftig für einige Minuten mixen, bis sich alles gut verbunden hat.
Wurde das Xanthan nicht in die gesamte Wasserphase gestreut, wird es jetzt zur Creme gegeben und nochmals mit dem Mixer verbunden.
Anschließend die Creme mit einem Spatel kaltrühren, bis sie etwa eine Temperatur von 30 Grad erreicht hat. Nun können Tinkturen, Glycerite und ätherische Öle tröpfchenweise eingerührt werden. Auch das Konservierungsmittel wird jetzt mit dem Spatel gut untergerührt. Um den pH-Wert zu prüfen, wird etwas Creme auf den pH-Wert-Streifen aufgetragen und gemessen. Er sollte nicht über 5,4 sein, damit das Konservierungsmittel Rokonsal wirken kann. Wird eine alkoholische Tinktur als reines Konservierungsmittel oder ein anderer Konservierungsstoff wie beispielsweise Biokons verwendet, entfällt dieser Schritt.
Ist der pH-Wert über 5,4, dann wird Milchsäure hinzugefügt und nochmals gemessen. Milchsäure dabei auch nur tröpfchenweise hinzufügen und wieder messen, damit es nicht zu sauer wird. Ansonsten kann man mit einer verdünnten Natronlösung den pH-Wert wieder erhöhen.
Ist die Creme fertig gerührt, kann sie in einen Tiegel oder Airless-Spender abgefüllt werden. Beschriften nicht vergessen!

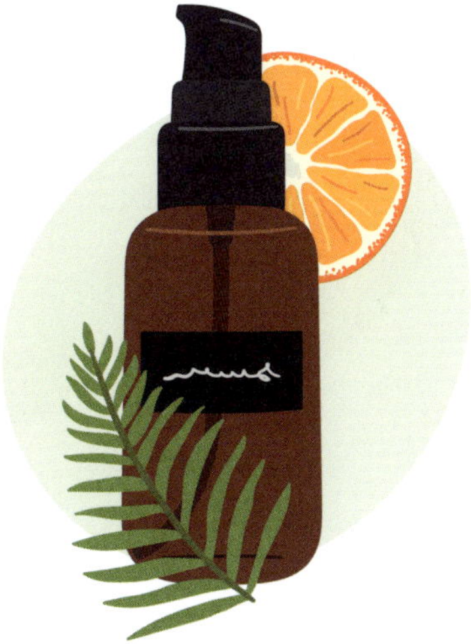

Blütenzauber

Löwenzahn-Bodybars für strahlende Haut

Wenn sich im Frühling die Wiesen in ein gelbes Kleid hüllen, beginnt eine wunderschöne Zeit, in der die Natur nur so von Fülle und Leichtigkeit sprüht! Dabei ist der Löwenzahn *(Taraxacum officinale)* ein wahrer Kämpfer, selbst in Betonritzen schafft er es zu überleben: so zäh und widerstandsfähig, und doch so lieblich mit seiner gelben Blüte. In der Kosmetik wird die Blüte verwendet, die trockene Haut wieder zart und geschmeidig macht. Aber auch bei Verspannungen oder Muskelkater wirkt sie lösend und beruhigend. Die Bodybars werden am besten auf die noch leicht nasse Haut eingerieben – so zieht das pflegende Öl gut in die Haut ein und macht sie zart-weich. Die feste Körperpflege am besten in einer kleinen Dose lagern.

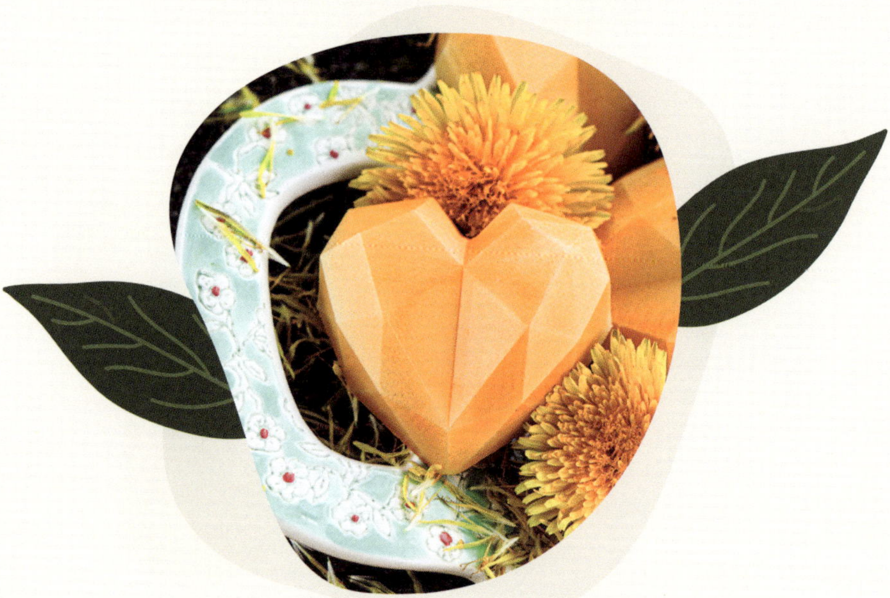

Man benötigt:

Alkohol zum Desinfizieren
8 g Bienenwachs
10 g Sheabutter
35 g Löwenzahnöl-Mazerat
47 g Kakaobutter
5 Tropfen Vitamin E
20 Tropfen ätherische Öle nach Wahl
Gießformen

Haltbarkeit:

etwa 5–6 Monate

Vorbereitung:

Einen Warmauszug aus frischen Löwenzahnblüten herstellen. Dazu die gelben Löwenzahnblüten aus dem grünen Körbchen zupfen. Eine Handvoll reicht für etwa 100 g Öl. Du kannst Mandel-, Sonnenblumen- oder beispielsweise Aprikosenkernöl verwenden. Den Rest vom Öl kannst du etwa für das Peeling-Mousse (S. 68) nutzen.

So wird's gemacht:

Alle Arbeitsgeräte, Behälter und Flaschen mit Alkohol desinfizieren. Das Bienenwachs, die Sheabutter und das Löwenzahnöl-Mazerat im Wasserbad langsam schmelzen.

Ist alles flüssig, vom Herd nehmen und die Kakaobutter in der Restwärme unter Rühren ebenfalls schmelzen lassen. Das Vitamin E und die ätherischen Öle hinzugeben, alles vermischen und in Formen gießen.

Im Kühlschrank für einen halben Tag aushärten lassen, aus der Form nehmen.

Grüne Energie

Waldmeister-Löwenzahn-Bodyöl

Waldmeister schmeckt nicht nur in der Maibowle gut! Er ist auch für die Haut sehr pflegend und der herrlich aromatische und sinnliche Duft verführt uns und lässt die Seele baumeln. Kombiniert man ihn mit dem Löwenzahn, so hat man ein geniales Pflege-Duo für die Haut! Natürlich kann das entstandene Mazerat auch für andere Produkte wie Salben, Cremen oder Bodymelts verwendet werden.

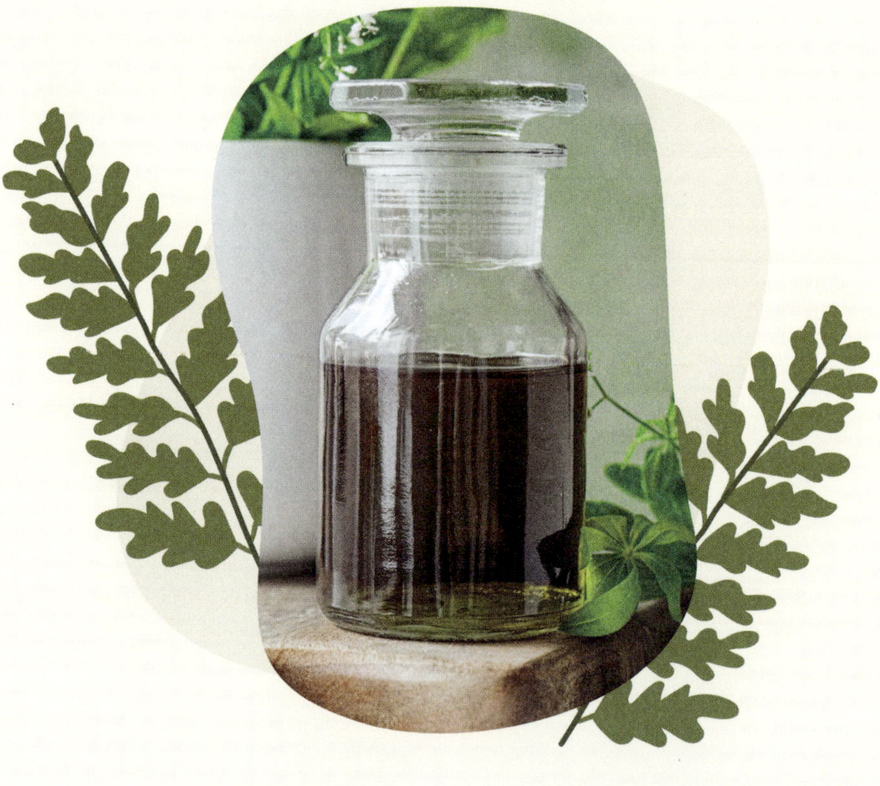

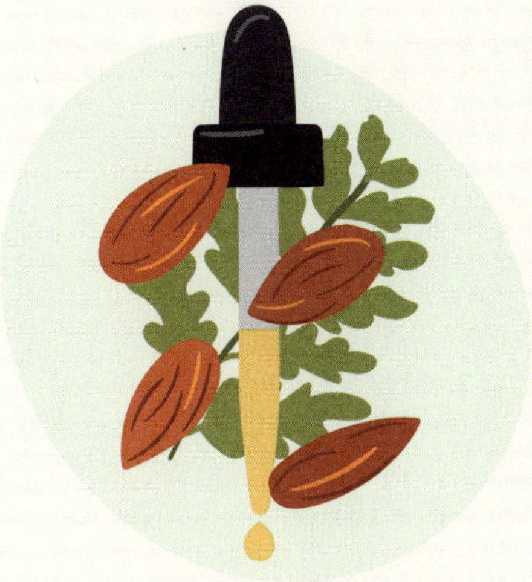

Man benötigt:

Alkohol zum Desinfizieren
10 Waldmeister-Stiele
1 Handvoll frischer Löwenzahnblüten (abgezupft, ohne grüne Körbchen)
200 g Mandel- oder Sonnenblumenöl
5 Tropfen Vitamin E
Flasche zum Abfüllen

Haltbarkeit:

etwa 8–10 Monate

So wird's gemacht:

Den Arbeitsplatz und alle Arbeitsgeräte mit Alkohol desinfizieren.

Den Waldmeister etwa einen halben Tag antrocknen lassen, damit er seinen Cumarin-Duft entwickelt.

Danach klein schneiden und mit den Löwenzahnblüten in ein feuerfestes Glas geben. Mit dem Öl übergießen und für mindestens eine Stunde, gerne auch länger, bei mittlerer Temperatur ziehen lassen.

Danach abseihen, abkühlen lassen, das Vitamin E hinzufügen und in eine Flasche füllen.

Natürlicher Glanz

Festes Shampoo mit Brennnesseln und Birke

Brennnesseln und junge Birkenblätter haben eine durchblutungsfördernde Wirkung und stärken obendrein die Kopfhaut – gute Eigenschaften, um gesunde Haare zu fördern und sie fein und geschmeidig zu halten. Nebenbei wirken die festen Shampoo-Bars sehr pflegend. Da sie komplett ohne Verpackung auskommen, sind sie obendrein noch umweltschonend. Die Reinigungswirkung wird durch die festen Pulvertenside SCI und SCS erhalten. Sie sind äußerst mild und werden gerne in der Naturkosmetik verwendet.

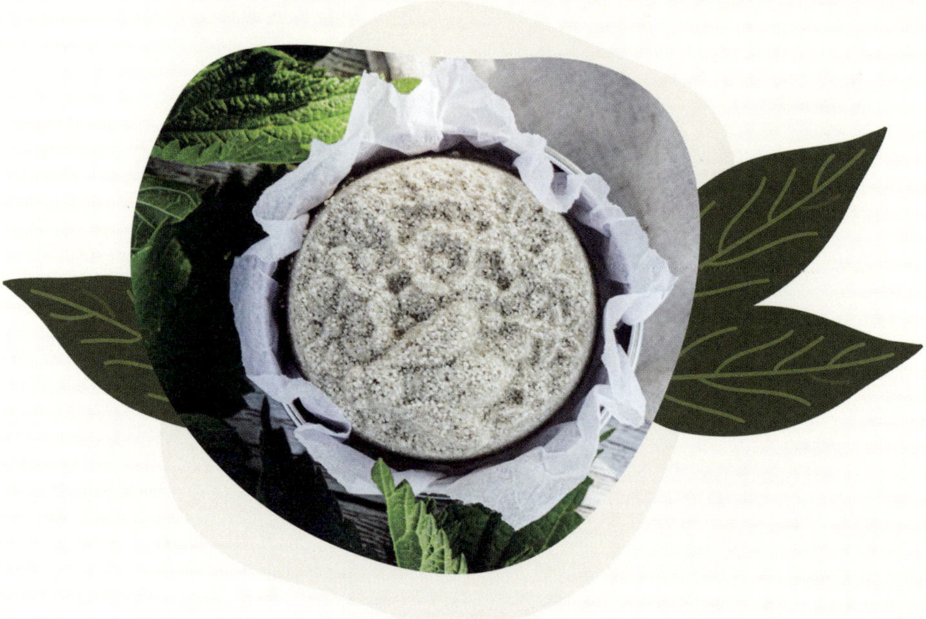

Man benötigt:

60 g SCI *(Sodium Cocoyl Isethionate)*
50 g SCS *(Sodium Coco Sulfat)*
1 g Brennnessel- oder Birkenpulver
10 g Birkenöl
10 g Brennnesselglycerite
Ätherische Öle: 4 Tropfen Rosmarinöl *(Rosmarinus officinalis, Ct. Cineol)*,
4 Tropfen Zitronenöl *(Citrus limon)*,
4 Tropfen Lavendelöl *(Lavandula angustifolia)*

Haltbarkeit:

etwa 1 Jahr

Vorbereitung:

Brennnessel- und/oder Birkenblätter trocknen, danach in einem Mörser oder in einem Mixer pulverisieren. Danach durch ein Sieb streichen, sodass ein feines Pulver übrigbleibt. Den Rest des Pulvers kannst du auch zum Backen, für Salatdressings oder zum Streuen über das Müsli verwenden.
Aus einer kleinen Handvoll frischer Birkenblätter einen Warm- oder Kaltauszug mit etwa 50 g Mandel- oder Sonnenblumenöl herstellen. Das übrig gebliebene Öl ist ein gutes Körperöl, das die Durchblutung fördert und bei Cellulite hilft.
Im Rezept verwende ich Brennnesselglycerite, du kannst auch pures Glycerin verwenden. Für den Glycerin-Auszug eine kleine Handvoll frischer Brennnesselblätter mit etwa 30 g Glycerin, 10 g Weingeist und 10 g destilliertem Wasser ansetzen. Glycerite kannst du auch tropfenweise zu einer Brennnessel-Haarspülung hinzufügen. Dazu einfach einen starken Tee aus Brennnesselblättern herstellen, abseihen und abkühlen lassen. Nach der Haarwäsche als Spülung verwenden.

So wird's gemacht:

SCI und SCS vorsichtig abwiegen und in eine Schüssel geben. Dabei bitte aufpassen, denn der feine Staub des Pulvers wirkt in der konzentrierten Form reizend auf die Schleimhäute. Daher die Mengen vorsichtig abwiegen. Brennnessel- und/oder Birkenpulver ebenfalls dazumischen.

Nach und nach das Birkenöl und das Brennnesselglycerin untermischen. Zum Schluss die ätherischen Öle hinzufügen. Es entsteht ein sandiger Teig, der sich gut formen lässt. Die Masse zu kleinen Kugeln rollen oder in eine Form füllen. 1–2 Tage durchtrocknen lassen.

Das Shampoo entfaltet eine gute reinigende und pflegende Wirkung.

Zarte Blütenpracht

Kirschblüten-Bodybutter

Blühende Obstbäume sind ein Innbegriff des Frühlings. Nur kurz verzaubern sie uns mit den prächtigen Blütenwolken. Sie duften und sind wertvolle Nahrung für viele Bienen und Insekten. Auch die Kosmetik weiß die feinen Kirschblüten zu schätzen. In Japan gibt es einen regelrechten Kult um die zarten Blüten. Die Bodybutter sorgt nach dem Winter für eine zarte Haut, die gut mit Feuchtigkeit und Pflanzenölen versorgt wird. Mit einem Hauch Kosmetikpigment holt man sich die rosafarbenen japanischen Kirschblüten ins eigene Badezimmer.

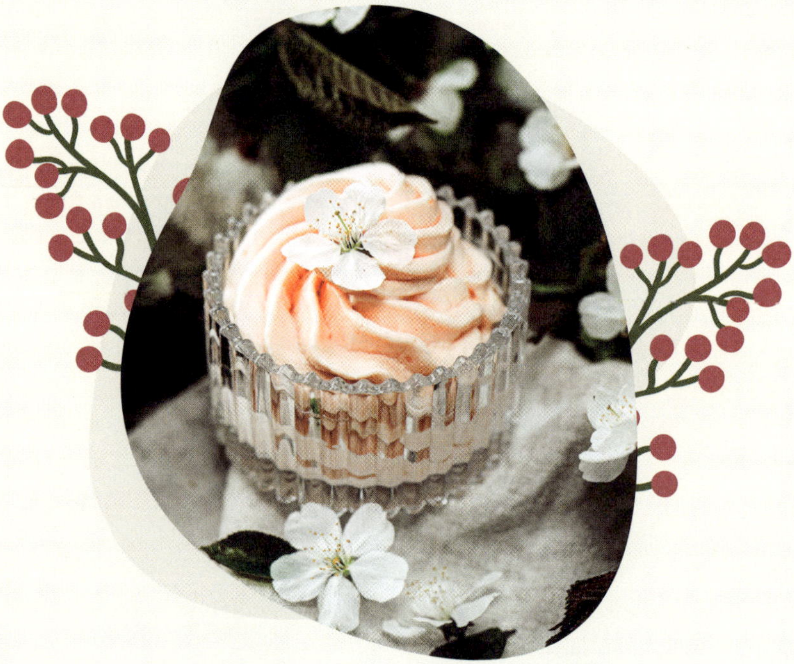

Man benötigt:

Alkohol zum Desinfizieren
80 g Sheabutter
50 g Kirschblütenöl
20 g Kakaobutter
Optional 10 Tropfen ätherisches Öl
Rose *(Rosa x damascena)*
Optional ¼ TL Kosmetikpigment
Pulver in Rosa
Tiegel zum Abfüllen

Haltbarkeit:

etwa 6–8 Monate

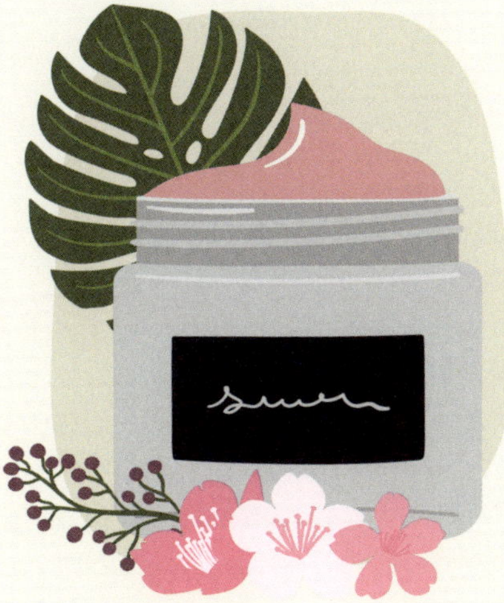

Vorbereitung:

Einen Warmauszug aus etwa zwei Handvoll frischer Kirschblüten und etwa 70 g Mandelöl herstellen.

So wird's gemacht:

Den Arbeitsplatz und alle Arbeitsgeräte mit Alkohol desinfizieren.

Sheabutter und Kirschblütenöl im Wasserbad leicht erwärmen, bis die Butter geschmolzen ist.

Herd zurückdrehen und die Kakaobutter schmelzen lassen. Im Kühlschrank für mehrere Stunden auskühlen lassen.

Danach mit einem Mixer luftig aufschlagen und das ätherische Öl und Pigmentpulver unterrühren.

Noch einmal mit dem Mixer aufschlagen und in einen Tiegel abfüllen.

Sommerfrische

Holunderblüten-Salbe

Die duftenden Holunderblüten schmecken nicht nur lecker, sie sind auch in der Kosmetik eine geschätzte Zutat. Durch die entzündungshemmende Wirkung hilft eine Salbe mit Holunder bei kleineren Schürf- und Schnittwunden.
Auch bei Insektenstichen wirkt sie juckreizlindernd und beruhigend. Als sanfte After-Sun-Pflege bringt sie Feuchtigkeit in die Haut zurück. Auch bei strapazierter und rauer Haut legt sie sich schützend um sie und regeneriert sie wieder.

Tipp: Auch als Lippenpflege ist diese Salbe ganz wunderbar!

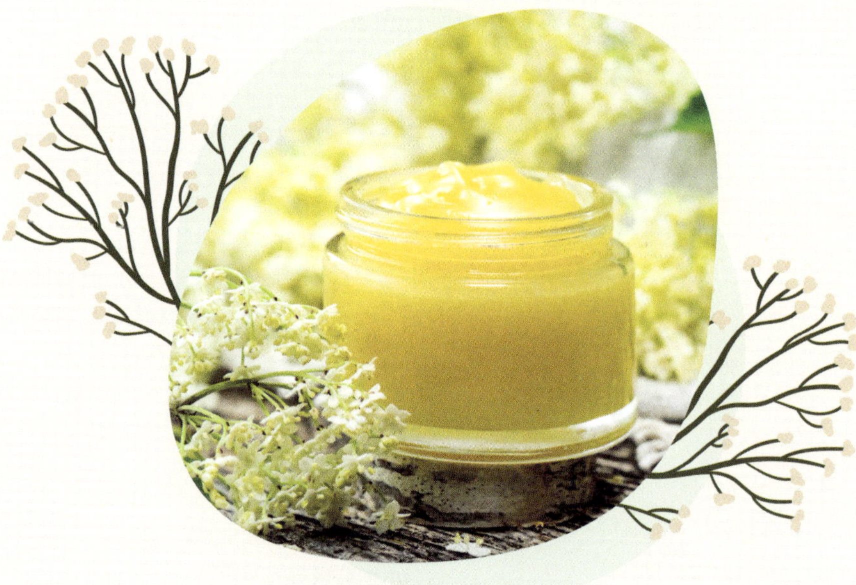

Man benötigt:

Alkohol zum Desinfizieren
50 g Holunderblütenöl
5 g Wollwachs
5 g Bienenwachs
Ätherische Öle:
4 Tropfen Benzoe
(Styrax tonkinensis),
2 Tropfen Lavendel fein
(Lavandula angustifolia)
Tiegel zum Abfüllen

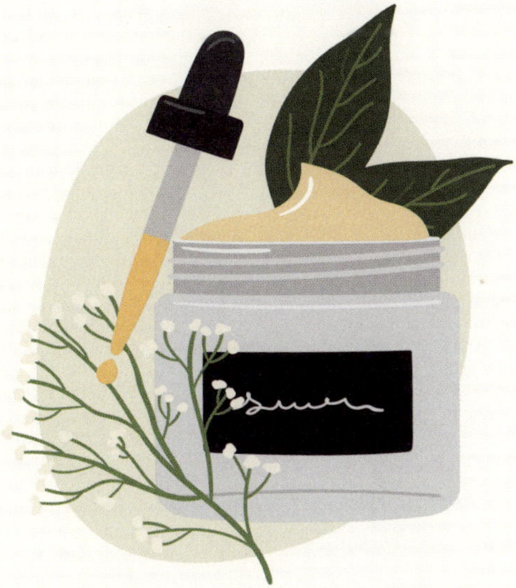

Haltbarkeit:

etwa ein Jahr

Vorbereitung:

Einen Warmauszug aus einer Handvoll frischer Holunderblüten und etwa 60–70 g Mandelöl herstellen.

So wird's gemacht:

Den Arbeitsplatz und alle Arbeitsgeräte mit Alkohol desinfizieren. Danach das Holunderblütenöl, Wollwachs und Bienenwachs in ein feuerfestes Glas geben und im Wasserbad erhitzen. Unter Rühren schmelzen lassen.

Anschließend vom Herd nehmen und unter Rühren auf Handwärme abkühlen lassen.

Nun die ätherischen Öle hinzufügen und in Tiegel abfüllen.

Abkühlen lassen, erst danach die Salbe verschließen.

Zartes Blütenmeer

Lindenblüten-Creme

Sich im Frühsommer für einige Minuten unter einen Lindenbaum zu setzen, ist herrlich: Der sanfte und einhüllende Duft der feinen Blüten – dazu das Gesumme der vielen Bienen – wirkt beruhigend und schafft eine gemütliche Atmosphäre. So wohltuend das Aroma schon für unsere Seele ist, so pflegend ist es auch für unsere Haut. Lindenblütenöl mache ich jedes Jahr und ich liebe die Zubereitung, da es so herrlich duftet. Wer keinen Zugang zu einem Lindenblütenhydrolat hat, der nimmt gerne Rosenblüten- oder Orangenblütenhydrolat oder auch destilliertes Wasser.

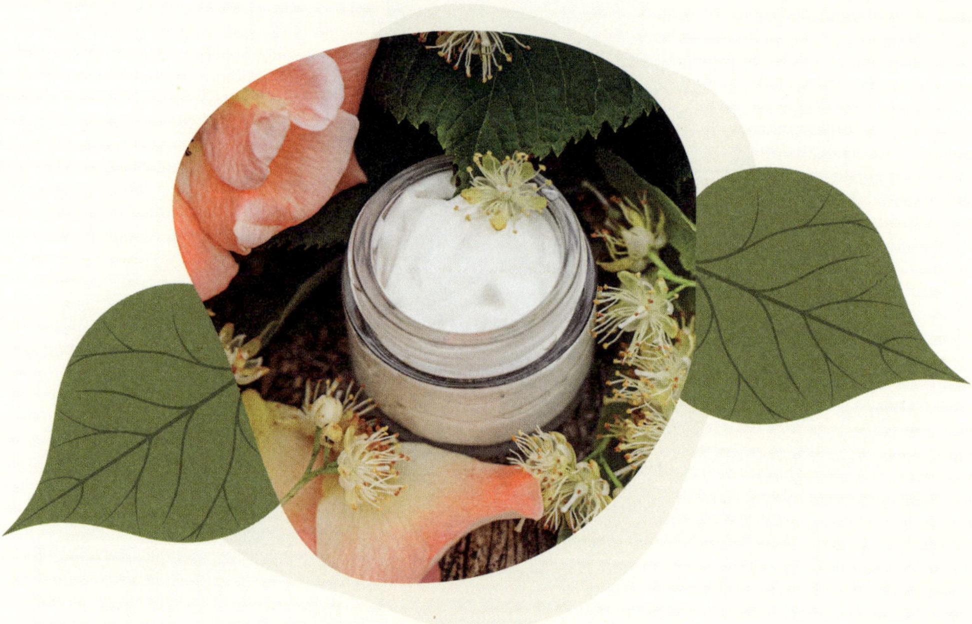

Man benötigt:

Fettphase:
20 g Lindenblütenöl
5 g Olivem 1000 (Emulgator)

Wasserphase:
35 g Lindenblütenhydrolat
33,7 g destilliertes Wasser

Hilfs- und Zusatzstoffe:
Alkohol zum Desinfizieren
5 g Glycerin
0,3 g Xanthan transparent
1 g Biokons
pH-Wert-Streifen
Milchsäure zum Einstellen des pH-Wertes
Tiegel zum Abfüllen

Haltbarkeit:

etwa 6 bis 8 Wochen

Vorbereitung:

Aus 2 Handvoll Lindenblüten und 150 g Mandelöl einen Kaltauszug herstellen. Das Öl mindestens 4 Wochen ziehen lassen, danach abseihen. Der Rest des Öls ist ein wunderbares Körperpflegeöl und kann in andere Cremen und Salben untergerührt werden. Benötigt man nicht so viel Lindenblütenöl, einfach die Menge für den Ölauszug reduzieren.

So wird's gemacht:

Den Arbeitsplatz und alle Arbeitsgeräte mit Alkohol desinfizieren.

Xanthan abwiegen, mit dem Glycerin vermischen und beiseitestellen. Lindenblütenöl und Olivem 1000 in ein feuerfestes Glas geben und im Wasserbad erhitzen.

Lindenblütenhydrolat und destilliertes Wasser in ein weiteres Glas geben, kurz umrühren und im Wasserbad erhitzen. Haben das Öl und das Hydrolat etwa eine Temperatur von 70 Grad erreicht, die Hitze zurückdrehen.

Nun das Hydrolat schlückchenweise zur Ölphase hinzufügen und gut verrühren, bis sich beide Phasen miteinander verbunden haben. Nach etwa 3–4 Minuten in eine Schüssel mit kaltem Wasser stellen und weiterrühren.

Dann das Glycerin-Xanthan-Gemisch hinzugeben und wieder verrühren. Zum Schluss das Biokons untermischen und in einen Tiegel abfüllen.

Floraler Frischekick

Linden-Hyaluron-Gel

Hyaluron ist ein natürlicher Bestandteil unserer Haut. Er bindet Feuchtigkeit und sorgt so für ein feines Hautbild. Dabei findet man im Handel meist verschiedene Größen des weißen Pulvers zu kaufen: hochmolekulare und niedermolekulare Hyaluronsäuren. Je kleiner das Hyaluron ist, desto besser kann es in die Haut eindringen und desto länger wirkt es auch. Für die Herstellung von Kosmetikprodukten sind nur minimale Mengen nötig. Mit dem sanften Lindenblütenhydrolat bietet dieses Gel eine besondere und feuchtigkeitsspendende Pflege!

Tipp: Solltest du keinen Zugang zu Lindenblütenhydrolat haben, kannst du dieses Gel auch mit Rosenblüten- oder Orangenblütenhydrolat herstellen.

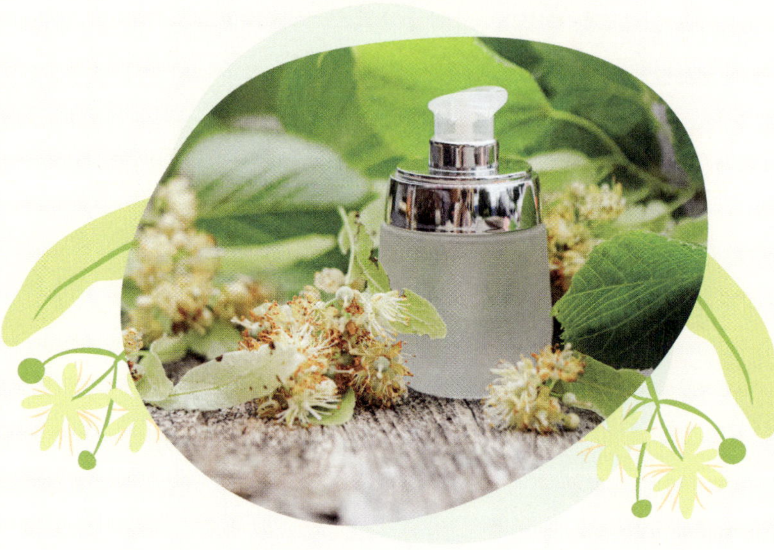

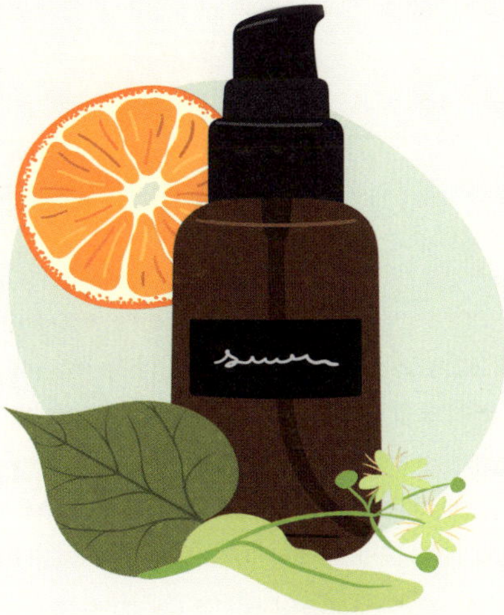

Man benötigt:

Alkohol zum Desinfizieren
15 g Lindenblütenhydrolat
13,9 g destilliertes Wasser
0,5 g Glycerin
oder Glycerite deiner Wahl
0,3 g Hyaluronsäure
0,3 g Biokons
Tiegel zum Abfüllen

Haltbarkeit:

etwa 6 bis 8 Wochen

So wird's gemacht:

Den Arbeitsplatz und alle Arbeitsgeräte mit Alkohol desinfizieren.

Lindenblütenhydrolat, destilliertes Wasser und Glycerin in ein Glas füllen und verrühren.

Hyaluronsäure abwiegen und über die Flüssigkeit streuen, dabei nicht umrühren.

Das Glas abdecken und für etwa 2 Stunden in den Kühlschrank stellen. Das Hyaluron zieht nun die Flüssigkeit und bindet es zu einem Gel.

Anschließend das Biokons einrühren und abfüllen.

Roter Blütencharme

Hibiskus-Gesichtscreme

Hibiskus kennt man wegen der wunderschönen Blüte und wohl auch der Verwendung in Tees. Hier sorgt er für einen fruchtigen, aber ebenso leicht säuerlichen Geschmack. Grund dafür ist, dass die Pflanze viel Vitamin C und verschiedene Säuren enthält. In der Kosmetik wirken seine Inhaltsstoffe entzündungshemmend, sie mindern Unreinheiten und Irritationen. Außerdem sorgt Hibiskus für einen rosigen Teint. Die leichte Gesichtscreme mit pflegenden Ölen und Butter ist eine Wohltat für die Haut.

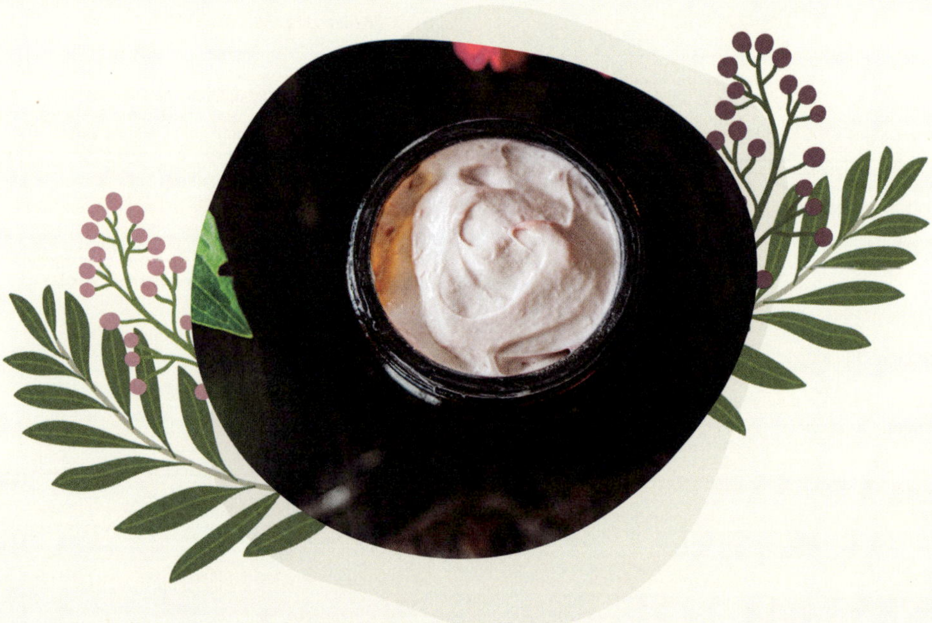

Man benötigt:

Fettphase:
10 g Mandelöl
5 g Sheabutter
5 g Wildrosenöl
5 g Olivem 1000 (Emulgator)

Tipp: Statt dem Mandelöl kannst du auch gerne ein Mazerat, etwa aus Rosenblüten, verwenden. Hast du kein Wildrosenöl zur Hand, kannst du es auch durch ein anderes Öl ersetzen.

Wasserphase:
35 g Rosenblütenhydrolat
33,7 g destilliertes Wasser

Hilfs- und Zusatzstoffe:
Alkohol zum Desinfizieren
0,3 g Xanthan transparent
5 g Hibiskusglycerite
1 g Biokons
pH-Wert-Streifen
Milchsäure zum Einstellen des pH-Wertes
Tiegel zum Abfüllen

Haltbarkeit:

etwa 6 bis 8 Wochen

Vorbereitung:

Glycerite mit gemahlenen Hibiskusblüten herstellen, dazu 1 TL Hibiskusblütenpulver, 30 g Glycerin, 10 g Weingeist und 10 g destilliertes Wasser verwenden.

So wird's gemacht:

Den Arbeitsplatz und alle Arbeitsgeräte mit Alkohol desinfizieren.
Xanthan abwiegen, mit dem Glycerit vermischen und beiseitestellen.
Mandelöl, Sheabutter, Wildrosenöl und Olivem 1000 in ein feuerfestes Glas geben und im Wasserbad erhitzen.
Hydrolat und destilliertes Wasser in ein weiteres Glas geben, kurz umrühren und im Wasserbad erhitzen. Hat die Mischung etwa eine Temperatur von 70 Grad erreicht, die Hitze zurückdrehen.

Nun das Hydrolat schlückchenweise zur Ölphase hinzufügen und gut verrühren, bis sich beide Phasen miteinander verbunden haben. Nach etwa 3–4 Minuten in eine Schüssel mit kaltem Wasser stellen und weiterrühren.
Dann das Glycerin-Xanthan Gemisch hinzugeben und wieder verrühren.
Zum Schluss das Biokons untermischen und in Tiegel abfüllen.

Sommertraum

Hibiskus-Lavendel-Aloe-Vera-Gel

Darf es vor der normalen Hautpflege noch ein intensiv pflegendes Gel-Serum sein? In der eigenen Naturkosmetik-Küche können sich hochwertige Zutaten in ein leichtes und feuchtigkeitsspendendes Gel verwandeln. Und die wunderschöne Farbe durch die Hibiskusblüten macht noch dazu gute Laune!

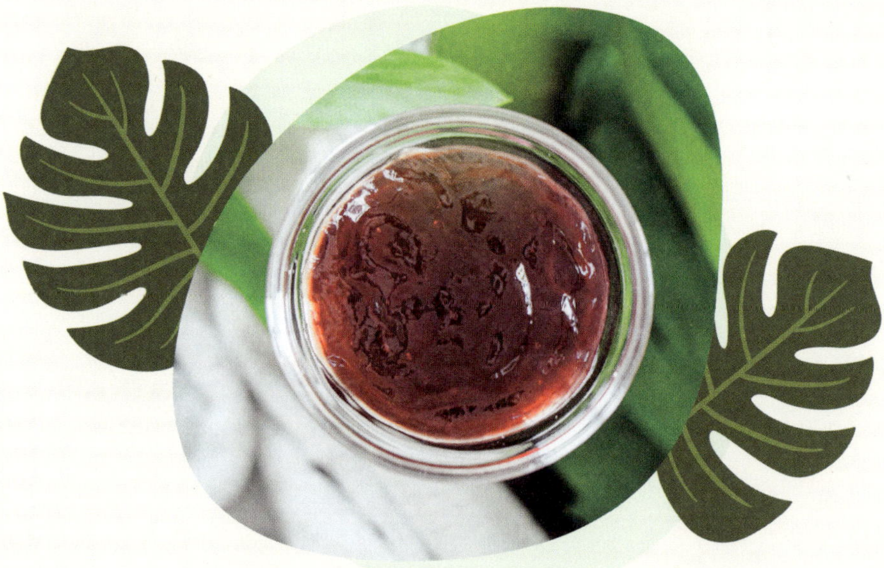

Man benötigt:

Alkohol zum Desinfizieren
0,5 g Xanthan transparent
1,5 g Hibiskusglycerite
10 g Hibiskus-Ringelblumentinktur (70 Vol.-%)
28 g Lavendelhydrolat
10 g Aloe-Vera-Gel
Tiegel oder Spenderflasche

Haltbarkeit:

etwa 6 bis 8 Wochen

Vorbereitung:

Glycerite mit gemahlenen Hibiskusblüten herstellen. Dazu in etwa 1 TL Hibiskusblütenpulver, 30 g Glycerin, 10 g Weingeist und 10 g destilliertes Wasser verwenden. Für die Konservierung nutzen wir eine Alkoholtinktur.

Tipps: Achte dabei darauf, dass du einen hochprozentigen Alkohol von mindestens 70 Vol.-% verwendest. Gerne kannst du auch andere Blüten oder Kräuter für die Tinktur nutzen. Nimm dazu in etwa 1 TL gemahlene Hibiskusblüten und 1–2 EL getrocknete oder frische Ringelblumenblüten auf etwa 50 g Alkohol.

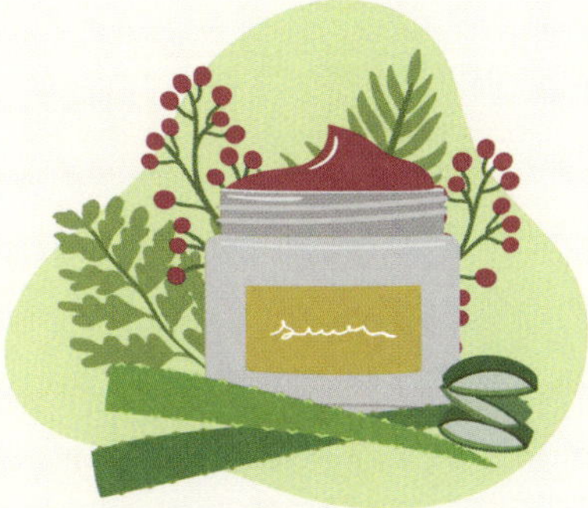

So wird's gemacht:

Den Arbeitsplatz und alle Arbeitsgeräte mit Alkohol desinfizieren.

Xanthan abwiegen, mit dem Glycerit und in etwa der Hälfte der Tinktur vermischen und beiseitestellen.
Das Hydrolat, die restliche Tinktur und das Aloe-Vera-Gel in einem Glas gut vermischen und so lange rühren, bis sich das Gel gut verbunden hat. Gerne kannst du dazu auch einen Mixer nehmen.

Danach die Hydrolat-Mischung schlückchenweise zur Xanthan-Glycerit-Mischung hinzufügen und wieder rühren, bis es gut aufgenommen wurde. Erst dann wieder weitere Flüssigkeit hinzugeben.

Das Gel erscheint zu Beginn noch etwas flüssig, dickt aber in den nächsten 24 Stunden noch nach. In einen Tiegel oder in eine Spenderflasche füllen.

Freche Früchtchen

Erdbeer-Duschgel

Erdbeeren schmecken nicht nur ausgezeichnet, sie wirken auch äußert pflegend. Gerade im Sommer macht dieses farbenfrohe Duschgel einfach gute Laune! Dabei hat man keinen künstlichen Erdbeerduft, sondern ein feines, sinnliches Aroma. Wem dies noch zu wenig ist, kann das Duschgel noch gerne mit ätherischen Ölen aufpeppen.

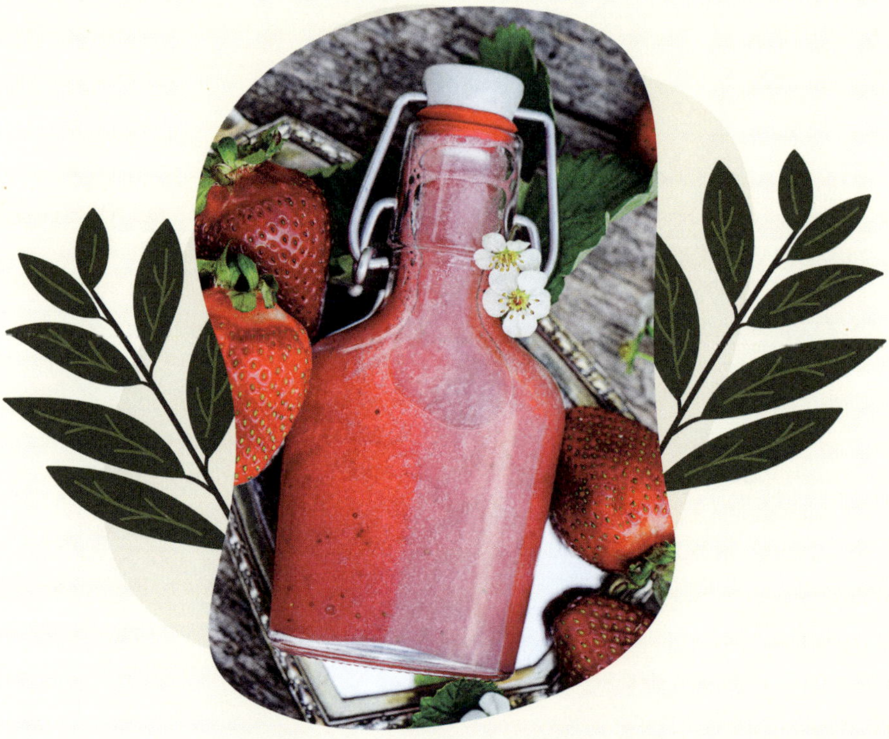

Man benötigt:
70 g frische oder tiefgekühlte Erdbeeren
1 g Xanthan transparent
10 g Erdbeerglycerite oder Glycerin
100 g Duschgelbasis
5 Tropfen Vitamin E
Flasche zum Abfüllen

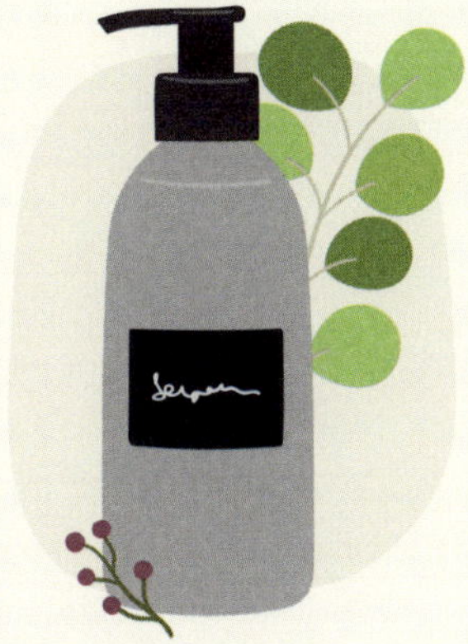

Haltbarkeit:
etwa 2 Monate

Vorbereitung:
Aus 3 Erdbeeren und 40 g Glycerin sowie 10 g Weingeist ein Glycerit herstellen. Da die Erdbeeren sehr viel Wasser enthalten, geben wir zum Glycerin kein weiteres Wasser hinzu.

Tipp: Du kannst für dieses Rezept auch gerne Hibiskusglycerite verwenden und dieses Duschgel auch mit anderen Beeren wie Himbeeren oder Brombeeren herstellen.

So wird's gemacht:
Erdbeeren pürieren und durch ein Sieb streichen.

Xanthan und Glycerite in einem Gefäß quellen lassen.

Erdbeermasse mit einem Löffel in die Duschgelbasis rühren.

Zum Schluss noch das Xanthan-Glycerite-Gemisch unterheben und alles in eine Flasche füllen.

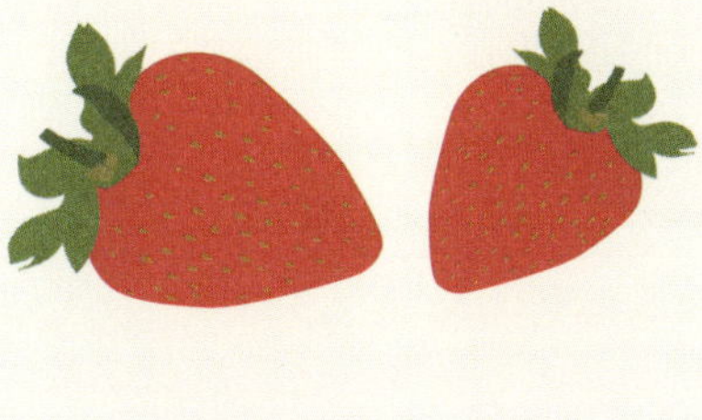

Träume der Provence

Lavendel-Körperbutter

Lavendel ist der Inbegriff von Sommer und mediterraner Lebensweise. Der unverkennbare und intensive Duft bezaubert schon seit Jahrhunderten und ist Teil vieler Duftkompositionen. Die blau-violetten Lavendelfelder laden zum Träumen ein und ziehen jeden Sommer viele staunende Menschen an. Er ist auch etwas Besonderes, denn der hohe Gehalt an ätherischem Öl macht ihn zu einem herausragenden Heilmittel. So wirkt die Lavendel-Körperbutter pflegend für beanspruchte Sommerhaut und auch beruhigend für Körper und Geist. Ein Hauch Provence für die Haut!

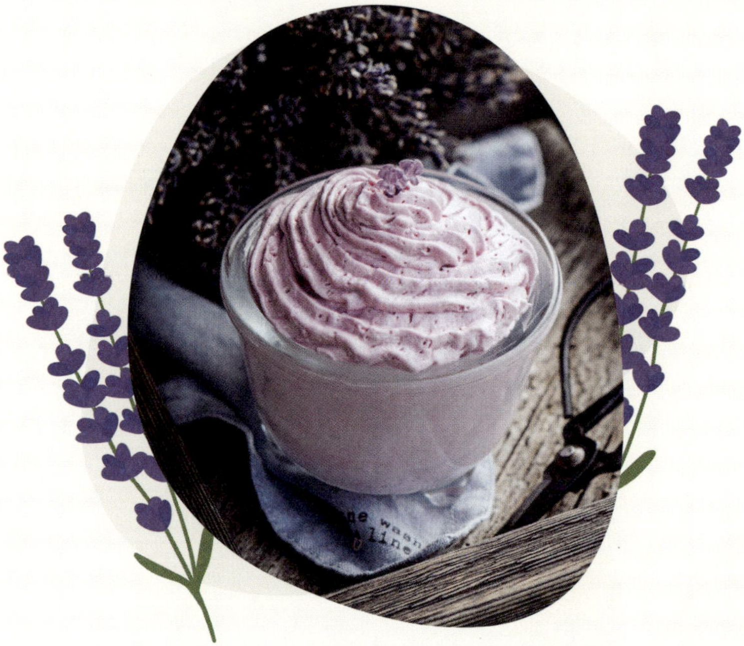

Man benötigt:

Alkohol zum Desinfizieren
90 g Sheabutter
50 g Kokosöl
50 g Lavendelöl-Mazerat
10 g Kakaobutter
20 Tropfen ätherisches Öl Lavendel fein *(Lavandula angustifolia)*
½ TL violette Heilerde oder 1 Tropfen violette Lebensmittelfarbe
Tiegel zum Abfüllen

Haltbarkeit:

etwa 9–10 Monate

Vorbereitung:

Aus 5 Esslöffeln frischem oder getrocknetem Lavendel und etwa 60–70 g Mandelöl ein Mazerat herstellen.

Tipp: Du kannst zwischen einem Warm- oder Kaltauszug wählen.

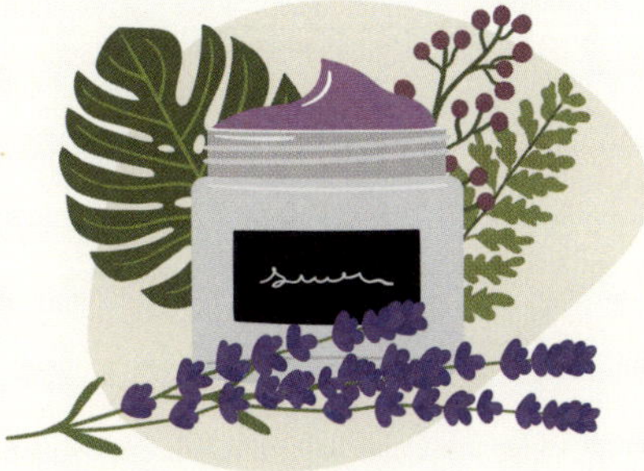

So wird's gemacht:

Zunächst werden alle Arbeitsgeräte, Behälter und Flaschen mit Alkohol desinfiziert.

Sheabutter, Kokosöl und Lavendelöl-Mazerat im Wasserbad sanft schmelzen. Vom Herd nehmen, etwas geschmolzenes Öl zur Seite geben, mit der Heilerde mischen und gut verrühren. Im restlichen Öl die Kakaobutter schmelzen.

Die Ölmasse sowie jene Menge mit der Heilerde in eine Schüssel geben und gut verrühren. Das ätherische Öl eintropfen und nochmal gut vermischen.

Im Kühlschrank für einige Stunden abkühlen lassen.

Mit einem Mixer kräftig aufschlagen, sodass eine luftige Masse entsteht.

In Tiegel abfüllen.

Entspannung pur

Lavendel-Baldrian-Fußöl

Unsere Füße leisten täglich wertvolle Dienste, oft bekommen sie aber wenig Aufmerksamkeit. Dabei wirkt ein Fußbad oder eine Massage mit einem Fußöl für den gesamten Körper sehr stärkend. Die Haut auf den Fußsohlen ist anders aufgebaut als am Rest des Körpers. Es gibt dort keine Talgdrüsen und keine Haarfollikel. Die Talgdrüsen erzeugen Talg, der gemeinsam mit dem Schweiß eine schützende Schicht auf unserer Haut erzeugt. Diese arbeitet wie eine Barriere, sodass Stoffe nicht zu schnell in den Körper eindringen können. Daher ist die Einreibung mit dem Fußöl auf den Sohlen besonders effektiv. Außerdem ist es eine Wohltat, seinen Füßen mehr Aufmerksamkeit zu schenken und sie zu massieren, verfügen sie doch über enorm viele Nervenenden, die dadurch auch positiv angeregt werden.

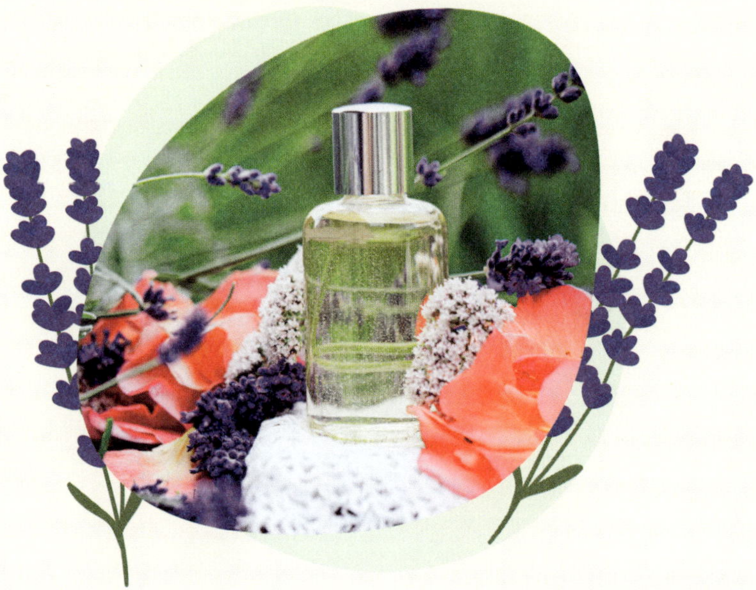

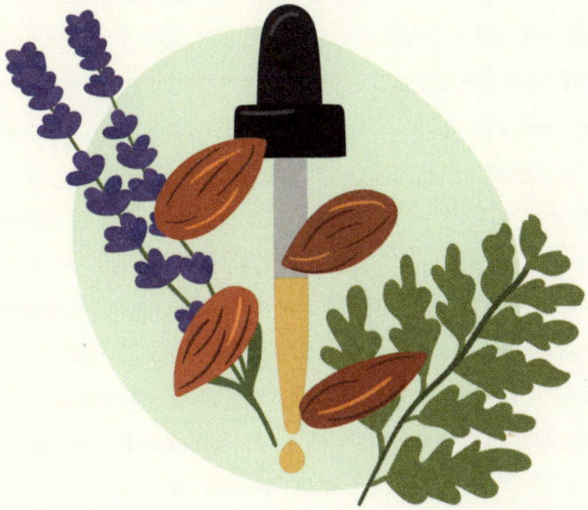

Man benötigt:

Alkohol zum Desinfizieren
2 EL Lavendelblüten
2 EL Baldrianblüten
100 g Mandelöl
5 Tropfen Vitamin E
Ätherische Öle:
4 Tropfen Benzoe *(Styrax tonkinensis)*,
2 Tropfen Lavendel fein
(Lavandula angustifolia)
Flasche zum Abfüllen

Haltbarkeit:

etwa 9–10 Monate

So wird's gemacht:

Den Arbeitsplatz und alle Arbeitsgeräte mit Alkohol desinfizieren.

Lavendelblüten im Mörser leicht anstoßen, Baldrianblüten zerkleinern und in ein verschließbares Glas geben. Mit dem Mandelöl übergießen und mindestens 14 Tage, gerne auch 3–4 Wochen an einem hellen, aber nicht vollsonnigen Platz ziehen lassen. Zwischendurch immer wieder leicht schwenken.

Durch ein feines Sieb abseihen, Vitamin E und die ätherischen Öle hinzufügen und in Flaschen abfüllen.

Erfrischende Regeneration

After-Sun-Balsam mit Karotte und Kokos

Von der Sonne geküsste Haut darf gerne etwas reichhaltiger gepflegt werden. Gerade an heißen Sommertagen schätzt man eine leicht kühlende Pflege, die durch das Kokosöl erreicht wird. Außerdem befeuchtet der After-Sun-Balsam und sorgt für eine gute Erfrischung und Regeneration der Haut. Das ätherische Lavendelöl beruhigt und lindert Irritationen.

Tipp: Lagert man den Balsam im Kühlschrank oder an einem kühleren Ort, so erfrischt er nach einem heißen Tag noch mehr.

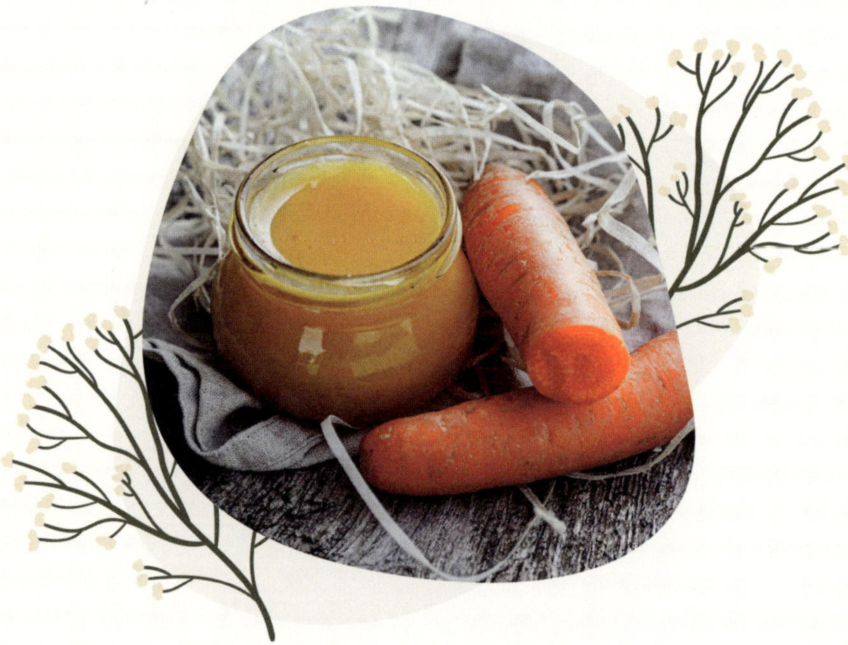

Man benötigt:

Alkohol zum Desinfizieren
45 g Karotten-Kokosöl-Auszug
5 g Bienenwachs
3 Tropfen ätherisches Öl Lavendel fein
(Lavandula angustifolia)
Tiegel zum Abfüllen

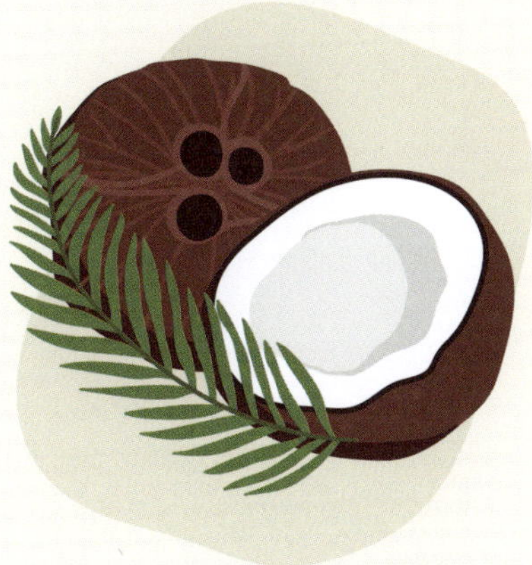

Haltbarkeit:

etwa 3–4 Monate

Vorbereitung:

Einen Warmauszug aus einer geriebenen Karotte und etwa 60 g Kokosöl herstellen.

So wird's gemacht:

Zunächst werden alle Arbeitsgeräte, Behälter und Flaschen mit Alkohol desinfiziert.

Karotten-Kokosöl und Bienenwachs im Wasserbad schmelzen.

Vom Herd nehmen und das ätherische Lavendelöl eintropfen.

Am besten mit einem Spatel kaltrühren, damit eine cremige Konsistenz entsteht. In Tiegel abfüllen.

Blütenbad der Entspannung

Ringelblumen-Badesalz

Was gibt es Herrlicheres als ein entspannendes Bad in der Badewanne, bei dem man abschalten und genießen kann? Das Ringelblumen-Badesalz sorgt mit den pflegenden Inhaltsstoffen für eine gesunde Haut und der wunderbare Duft der ätherischen Öle für Entspannung!

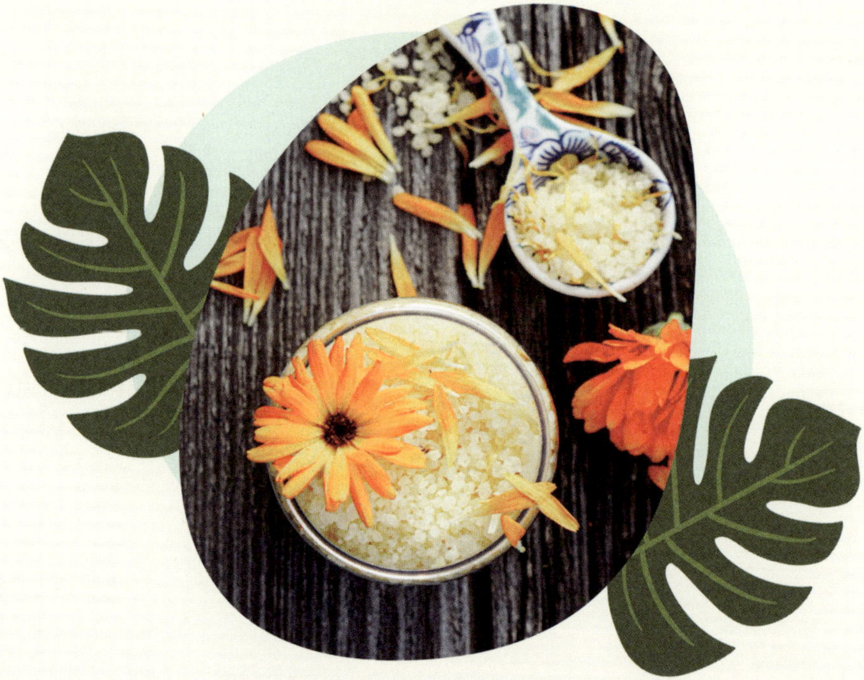

Man benötigt:

Alkohol zum Desinfizieren
200 g Meersalz
35 g Milchpulver
15 g Ringelblumenöl
10 Tropfen Sanddornfruchtfleischöl
Ätherische Öle:
8 Tropfen Orange *(Citrus sinensis)*,
3 Tropfen Lavendel fein
(Lavandula angustifolia),
2 Tropfen Ylang Ylang
(Cananga odorata)
2 EL getrocknete Ringelblumenblüten
Tiegel zum Abfüllen

Haltbarkeit:

etwa 10–12 Monate

Vorbereitung:

Aus einer kleinen Handvoll frischer oder getrockneter Ringelblumenblüten und etwa 50 g Mandelöl einen Warmauszug herstellen.

Tipp: Der Rest des Ringelblumenöls kann beispielsweise für einen Lippenpflegestift (S. 48) oder auch als pflegendes Hautöl verwendet werden.

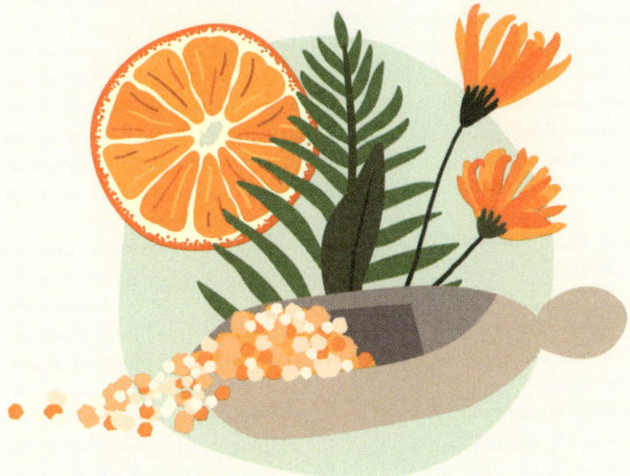

So wird's gemacht:

Zunächst werden alle Arbeitsgeräte, Behälter und Flaschen mit Alkohol desinfiziert.

Das Salz und das Milchpulver in einer Schüssel vermischen.

Ringelblumenöl, Sanddornfruchtfleischöl sowie die ätherischen Öle in einem Glas vermischen.

Das Öl zum Salz geben und gut verrühren, es bekommt eine zauberhafte orange Farbe.

Zum Schluss noch die Ringelblumenblüten unterheben und in Tiegel abfüllen.

Zarte Pflege

Ringelblumen-Lippenbalsam

Die wundheilenden Eigenschaften der Ringelblume eignen sich auch besonders gut bei rissigen Lippen. Unterstützt wird die sommerliche Lippenpflege noch mit Sanddornfruchtfleischöl und einer Prise Zinkoxid, welche beide einen leichten Sonnenschutz bieten.

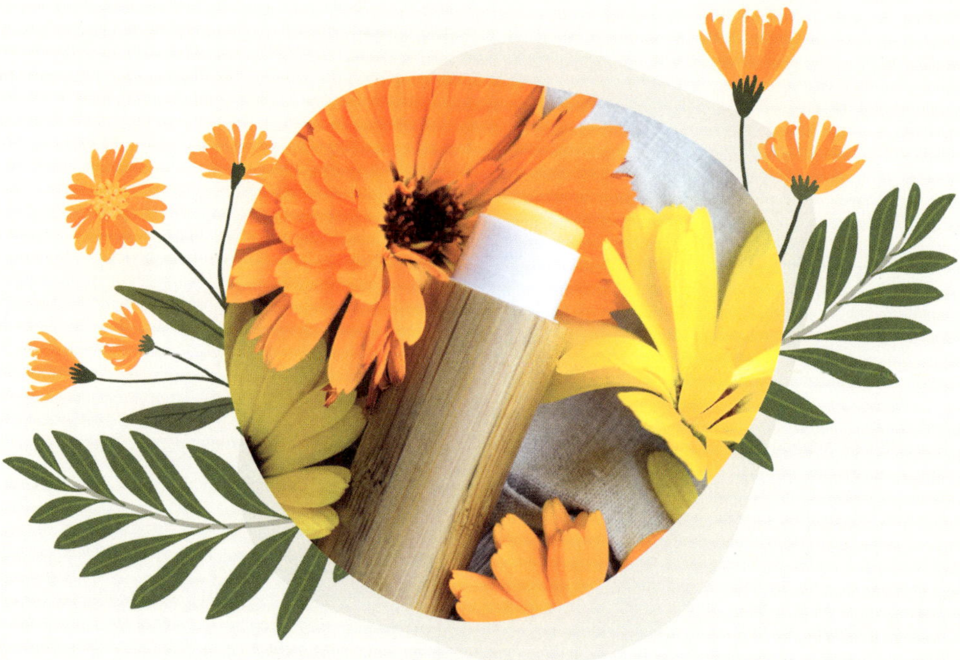

Man benötigt:

Alkohol zum Desinfizieren
1 Messerspitze Zinkoxid
12 g Ringelblumenöl
7 g Kakaobutter
5 g Bienenwachs
5 Tropfen Sanddornfruchtfleischöl
1 Tropfen ätherisches Öl Lavendel fein
(Lavandula angustifolia)
Etwa 3 Lippenstifthülsen oder kleine Tiegelchen zum Abfüllen

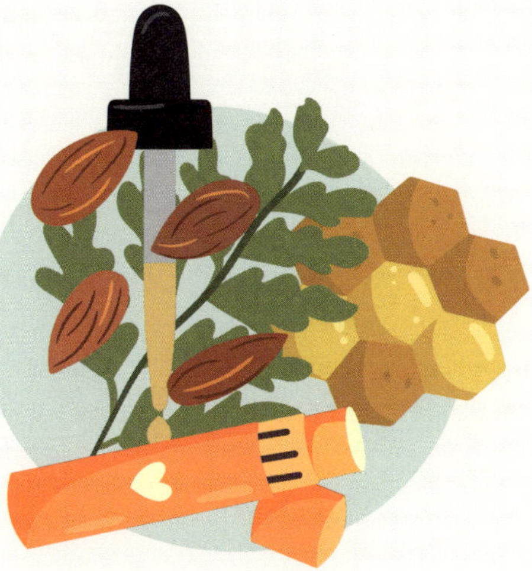

Haltbarkeit:

etwa 9–10 Monate

Vorbereitung:

Aus einer kleinen Handvoll frischer oder getrockneter Ringelblumenblüten und etwa 50 g Mandelöl einen Warmauszug herstellen.

Tipp: Der Rest des Ringelblumenöls kann beispielsweise für das Ringelblumen-Badesalz (S. 46) oder auch als pflegendes Hautöl verwendet werden.

So wird's gemacht:

Zunächst werden alle Arbeitsgeräte, Behälter und Flaschen mit Alkohol desinfiziert.

Das Zinkoxid mit etwas Ringelblumenöl verrühren, damit es nicht klumpt. Anschließend mit dem restlichen Öl vermischen.

Das Ringelblumenöl mit der Kakaobutter und dem Bienenwachs im Wasserbad schmelzen. Vom Herd nehmen und das Sanddornfruchtfleischöl sowie das ätherische Öl einrühren. In Lippenstifthülsen füllen und abkühlen lassen.

Das Geheimnis der Königin von Ungarn

Schönheitswasser

Isabella von Polen, im 16. Jahrhundert Königin von Ungarn, soll einer Legende nach von einem Alchemisten ein Wässerchen gegen größere und kleinere Beschwerden im Alter bekommen haben. Aber dieses Elixier wirkte offenbar nicht nur gegen diverse Erkrankungen, es verjüngte sie offenbar so sehr, dass sie im hohen Alter noch so frisch wirkte, dass sich ein junger Herzog in sie verliebte und um ihre Hand anhielt. Die Hauptzutat dieses „Schönheitswassers" war Rosmarin, welcher viele Antioxidantien enthält. Die Inhaltsstoffe des duftenden Krautes sorgen in der Haut dafür, dass Kollagen und Elastin produziert werden. Beides sind Stoffe, die für ein glattes Hautbild sorgen.

Tipp: Die hergestellte Tinktur kann für andere Rezepturen als pflegendes Konservierungsmittel verwendet werden. Auch innerlich kann sie tropfenweise mit Wasser verdünnt als verjüngender Frischmacher eingenommen werden.

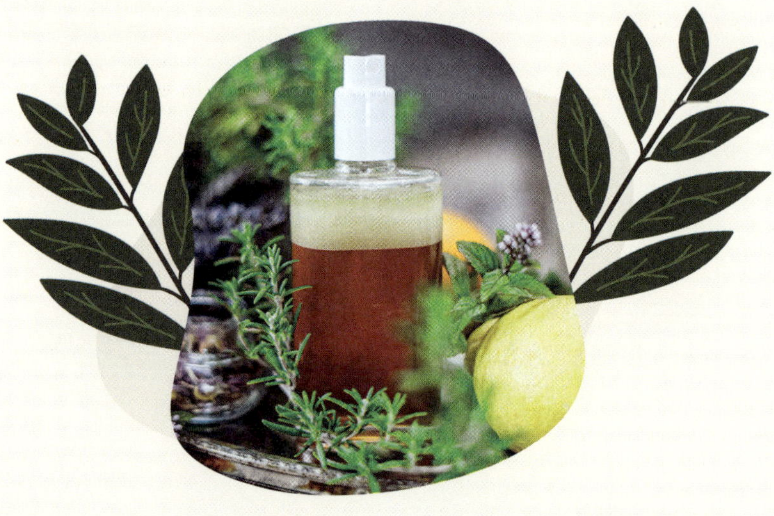

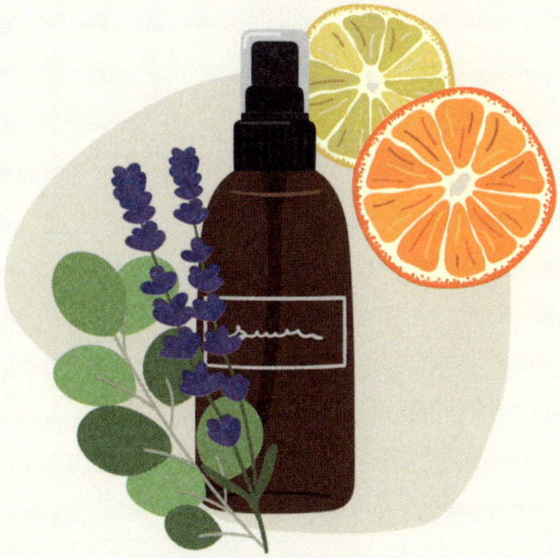

Man benötigt:

Alkohol zum Desinfizieren
3–4 Zweige frischer Rosmarin
2–3 Zweige frische Pfefferminze
1 TL Lavendelblüten
(frisch oder getrocknet)
Schalen einer halben Zitrone
und einer halben Orange
100 g Alkohol (70 Vol.-%)
20 g Wildrosenöl oder Mandelöl
5 g Glycerin
oder Hibiskusglycerite
45 g Rosenhydrolat
2 Tropfen ätherisches Öl
der Rose (optional)
1 Tropfen ätherisches
Karottensamenöl (optional)
Zerstäuberflasche

Haltbarkeit:

etwa 2 Monate

So wird's gemacht:

Zunächst werden alle Arbeitsgeräte, Behälter und Flaschen mit Alkohol desinfiziert.

Die Kräuter und Blüten möglichst klein schneiden und in ein verschließbares Glas füllen.

Die Zitrone und Orange gut waschen und die Schale ebenfalls zerkleinern und hinzugeben.

Mit dem Alkohol übergießen und verschlossen etwa 14 Tage ziehen lassen.

Anschließend durch ein feines Sieb abseihen.

Für die Schüttellotion 30 g des Rosmarin-Kräuter-Auszuges abwiegen und in die Zerstäuberflasche einfüllen. Ätherische Öle, Glycerin oder Glycerite sowie das Hydrolat und das Öl einfüllen.
Flasche verschließen und gut schütteln. Da kein Emulgator verwendet wurde, verbinden sich das Öl und die wässrigen Inhaltsstoffe nicht.

Vor jeder Anwendung gut schütteln, danach auf das gereinigte Gesicht auftragen und sanft in die Haut einklopfen.

Vitalität für müde Beine

Kühlendes Gel

Bei längerem Stehen oder aber auch bei großer Hitze können die Beine und Füße müde werden und anschwellen. Dann ist das kühlende Gel eine Wohltat! Die darin enthaltene Rosskastanientinktur stärkt die Venen, das Aloe-Vera-Gel kühlt und pflegt. Auch das Glycerin spendet Feuchtigkeit und sorgt dafür, dass die Haut nicht so schnell austrocknet.

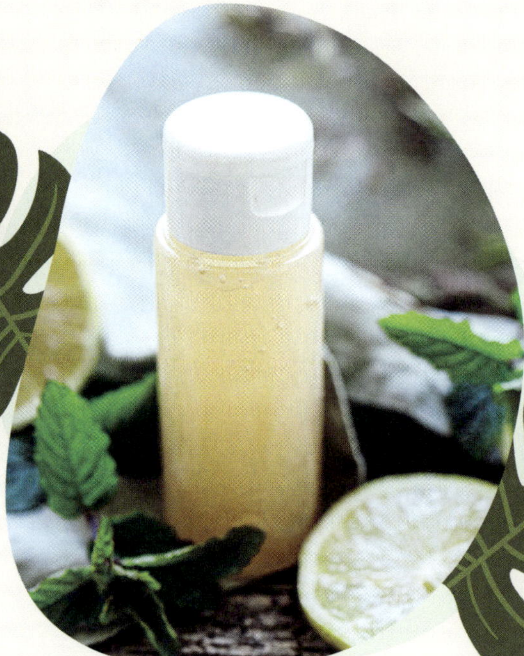

Man benötigt:

5 g Glycerin
10 g Rosskastanientinktur
1 g Xanthan transparent
72,5 g Pfefferminzhydrolat
10 g Aloe-Vera-Gel
Ätherische Öle (optional):
2 Tropfen Lavendel fein
(Lavandula angustifolia),
3 Tropfen Zitrone *(Citrus limon),*
2 Tropfen Pfefferminze
(Mentha x piperita)
1 g Biokons (Konservierung)
Spenderflasche

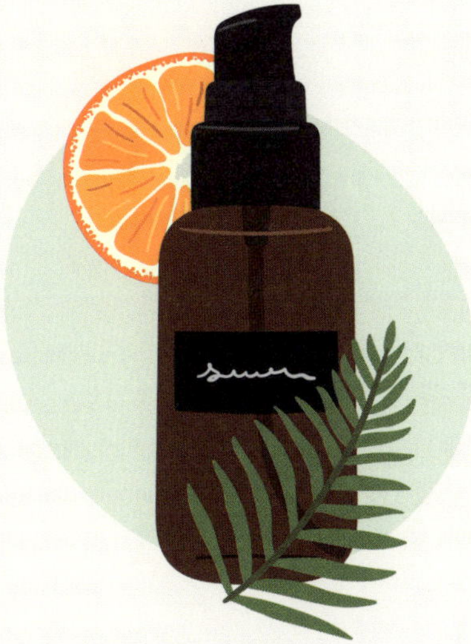

Haltbarkeit:

etwa 2 Monate

Vorbereitung:

Aus 5–6 klein geschnittenen Kastanien und 100 g Alkohol (40 Vol.-%) eine Tinktur herstellen und diese für 3–4 Wochen ziehen lassen. Danach abseihen.

Tipp: Falls du keine Kastanien zur Hand hast, verwende beispielsweise Schafgarbenkraut.

So wird's gemacht:

Glycerin und die Rosskastanientinktur vermischen und über das Xanthan leeren. Etwas quellen lassen. Danach das Pfefferminzhydrolat schlückchenweise zur Xanthanmischung hinzugeben und sehr gut verrühren.

Zum Schluss noch das Aloe-Vera-Gel, die ätherischen Öle und das Biokons hinzugeben. In eine Spenderflasche abfüllen. Das Gel wird in den nächsten 24 Stunden noch nachdicken.

Frischer Atem

Zahngel mit Pfefferminze und Salbei

Eine gute Zahnpflege erspart den einen oder anderen Zahnarztbesuch. Auch für die Mundhygiene bieten sich viele Kräuter wie Pfefferminze oder Salbei an, die Zahnfleisch und Zähne gut pflegen und für frischen Atem sorgen. Das Zahngel schmeckt durch die Pfefferminze herrlich frisch, die Schlämmkreide hat eine gute Reinigungswirkung und das Xylith (Birkenzucker) ist ein gutes Mittel gegen Karies.

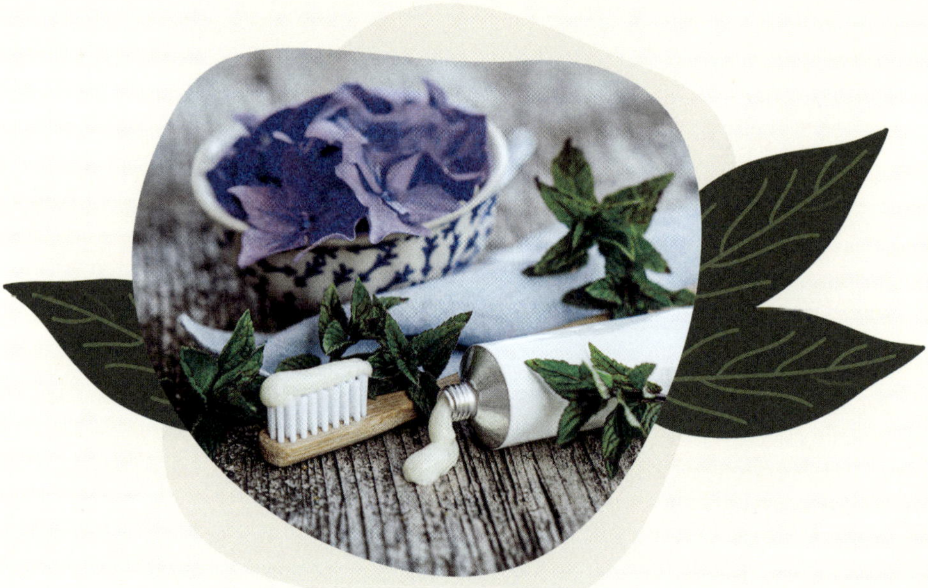

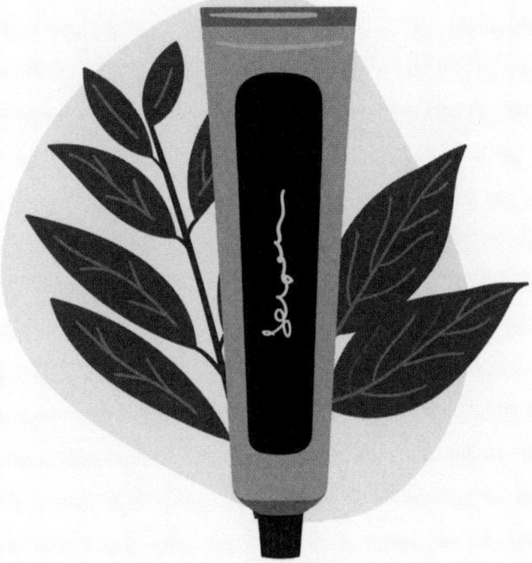

Man benötigt:

Alkohol zum Desinfizieren
1 g Xanthan transparent
20 g Glycerin oder Salbeiglycerite
5 Tropfen ätherisches Pfefferminzöl *(Mentha x piperita)*
4 g Salbeitinktur
10 Tropfen Propolistinktur
25 g Pfefferminzhydrolat
20 g Xylith (Birkenzucker)
30 g Schlämmkreide
Tiegel oder Tuben zum Abfüllen

Haltbarkeit:

etwa 3 Monate

Vorbereitung:

Aus einer Handvoll frischer Salbeiblätter und 50 g Alkohol (70 Vol.-%) eine Tinktur herstellen und diese 3–4 Wochen ziehen lassen, danach abseihen. Die Propolistinktur holt man sich vom Imker in der Nähe oder man erstellt sie selbst. Dazu etwa 5 g Propolis mit 50 g Weingeist (etwa 95 Vol.-%) ansetzen und 3–4 Wochen ziehen lassen, dann abseihen.

Tipp: Die Salbeitinktur eignet sich hervorragend, um damit bei Entzündungen im Mund- und Rachenraum zu gurgeln. Dazu etwa 1 TL der Tinktur mit einem halben Glas Wasser verdünnen und gurgeln.

So wird's gemacht:

Zunächst werden alle Arbeitsgeräte, Behälter und Flaschen mit Alkohol desinfiziert.

Das Xanthan im Glycerin für ein paar Minuten quellen lassen. Anschließend das ätherische Öl, Salbei- und Propolistinktur sowie das Hydrolat hinzumischen. Xylith und Schlämmkreide langsam und unter Rühren in das Glycerin-Hydrolat-Gemisch geben.

In Tiegel oder Tuben abfüllen.

Erfrischend und desinfizierend

Zitronen-Minze-Mundwasser

Salz wirkt antibakteriell, desinfizierend und entzündungshemmend. Gerade zum Gurgeln als Mundwasser bewährt es sich und reduziert so Bakterien im Mundraum. Gemeinsam mit Zitrone und Minze sorgt es für einen frischen Atem und ist eine perfekte Ergänzung für die tägliche Zahnpflege.

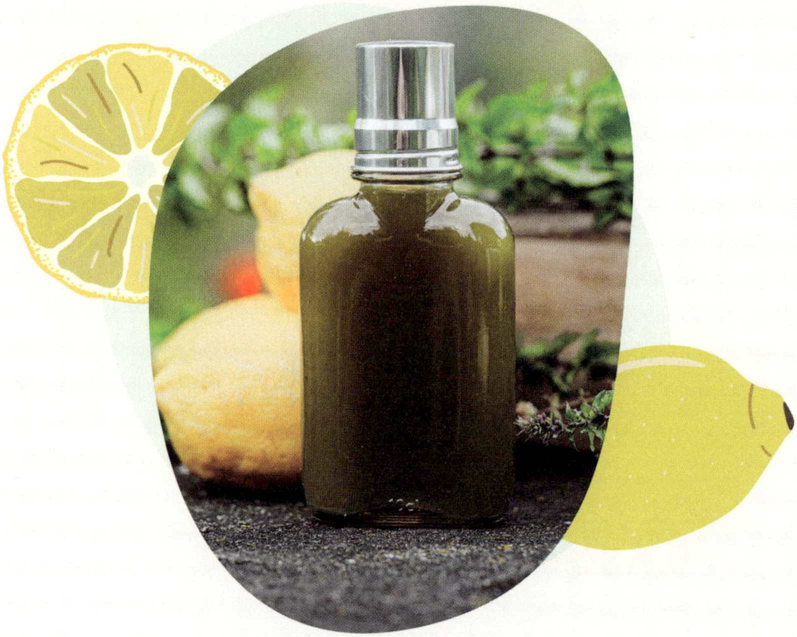

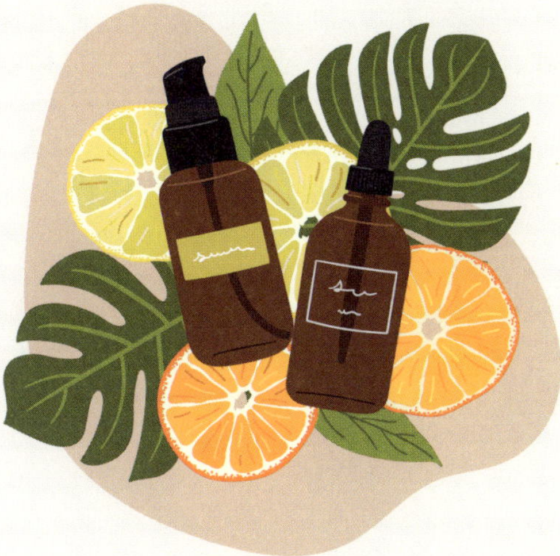

Man benötigt:

100 g Wasser
30 g Salz
Schale einer Bio-Zitrone
1 Handvoll Minzblätter
Flasche zum Abfüllen

Haltbarkeit:

etwa ein halbes Jahr

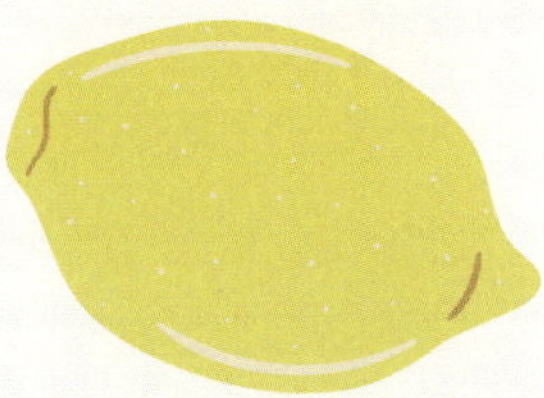

So wird's gemacht:

Salz im Wasser lösen, anschließend Zitronenschale und Minzblätter hinzufügen und in einem Mixer pürieren. Etwa 1–2 Stunden ziehen lassen, danach durch einen Kaffeefilter abseihen.

In eine Flasche füllen und für die Stabilität noch 1 TL Salz extra hinzufügen.

Zum Spülen etwa 1–2 TL des Mundwassers mit einem halben Glas Wasser verdünnen und damit gurgeln.

Spröde Haut ade

Lippenbutter mit Hagebutten

Echtes Wildrosenöl wird aus den Kernen der Hagebutten gepresst. Man kann aber auch ein pflegendes Öl aus den Früchten herstellen, das besonders die in der Herbst- und Winterzeit trockenen Lippen pflegt. Die feine Lippenbutter mit Hagebuttenfruchtöl gibt der zarten Haut wieder die nötige Feuchtigkeit zurück und schützt sie nachhaltig.

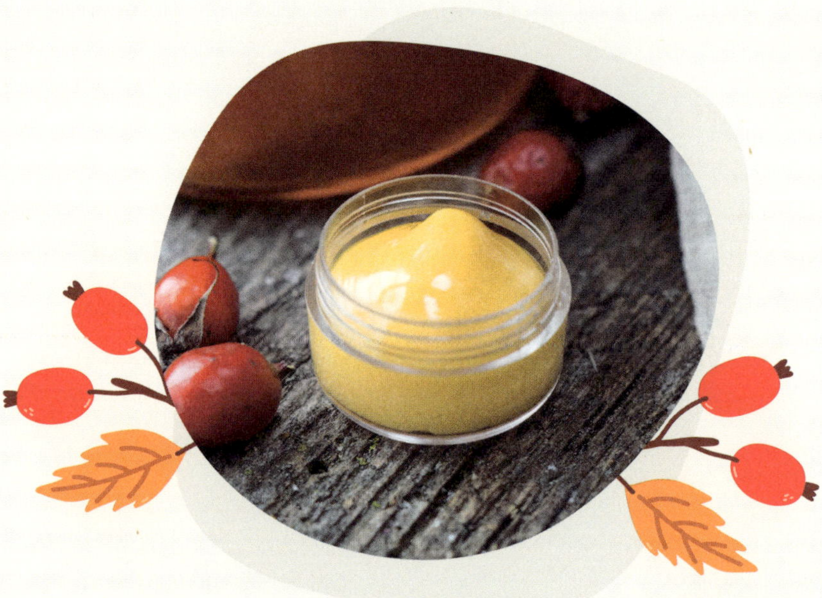

Man benötigt:

Alkohol zum Desinfizieren
12 g Hagebuttenfruchtöl
5 g Sheabutter
3 g Bienenwachs
Optional 2 Tropfen ätherisches Rosenöl *(Rosa x damascena)*
Tiegel zum Abfüllen

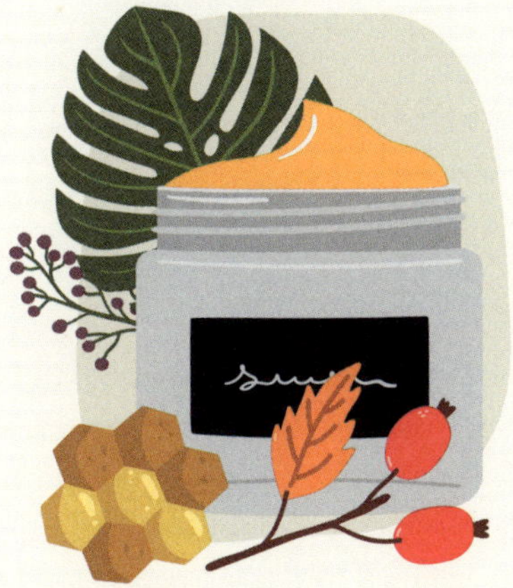

Haltbarkeit:

etwa 4–5 Monate

Vorbereitung:

Aus einer Handvoll frischer oder getrockneter Hagebutten einen Warmauszug mit etwa 100 g Mandelöl herstellen. Dazu die Hagebutten und das Öl kurz pürieren und anschließend im Wasserbad ziehen lassen.

Tipp: Du kannst das Hagebuttenfruchtöl für die Lippenbutter, aber auch für die Zwei-Phasen-Gesichtslotion (S. 60) sowie für den Hagebutten-Honig-Balsam (S. 62) verwenden. Wenn du im Herbst deine Haut mit einer Bodybutter pflegen willst, kannst du dieses Öl auch nutzen und beispielsweise das Rezept der Kirschblütenbutter (S. 26) abwandeln. So verfügst du im Nu über eine perfekte Herbstpflege!

So wird's gemacht:

Zunächst alle Arbeitsgeräte, Behälter und Tiegel mit Alkohol desinfizieren.

Hagebuttenfruchtöl, Sheabutter und Bienenwachs abwiegen und in einem feuerfesten Glas im Wasserbad sanft schmelzen lassen.

Vom Herd nehmen und mit einem Löffel oder einem Glasstab kaltrühren.

In kleine Tiegel abfüllen und beschriften.

Strahlender Teint

Zwei-Phasen-Gesichtslotion mit Hagebutten

Die Zwei-Phasen-Gesichtslotion ist mit den feinen Inhaltsstoffen sehr pflegend und kinderleicht zubereitet. Da hier kein Emulgator verwendet wird, verbindet sich das Öl nicht mit dem Hydrolat und muss vor der Anwendung gut geschüttelt werden. Auf der Haut fühlt es sich angenehm frisch, aber gleichzeitig sehr pflegend an. So bekommt sie ein wertvolles Öl und genügend Feuchtigkeit, damit sie strahlen kann.

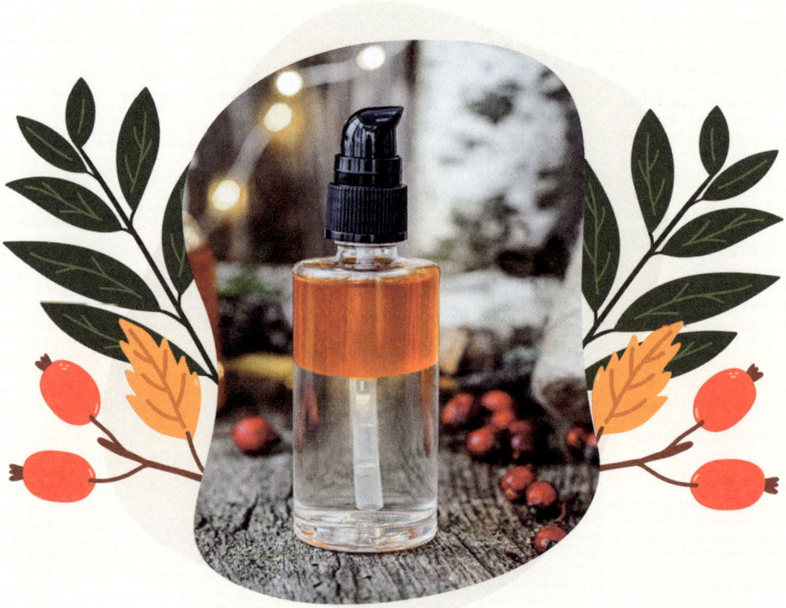

Man benötigt:

Alkohol zum Desinfizieren
27 g Rosenblütenhydrolat
4,5 g Hagebuttentinktur
0,5 g Biokons (Konservierung)
18 g Hagebuttenfruchtöl
Spenderflasche zum Abfüllen

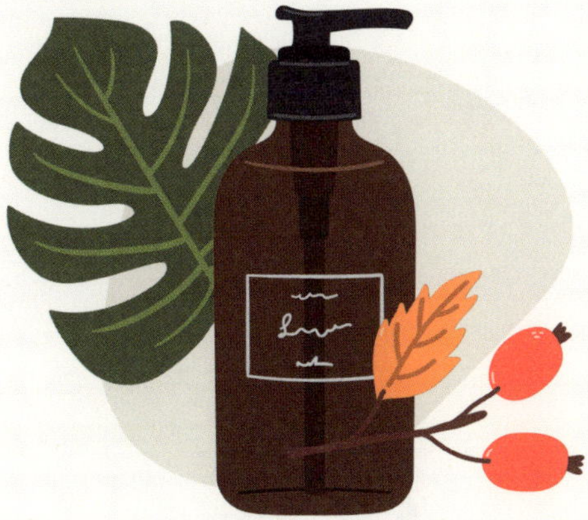

Haltbarkeit:

etwa 2 Monate

Vorbereitung:

Aus einer Handvoll frischer oder getrockneter Hagebutten einen Warmauszug mit etwa 100 g Mandelöl herstellen. Dazu die Hagebutten und das Öl kurz pürieren und anschließend im Wasserbad ziehen lassen.

Tipp: Du kannst das Hagebuttenfruchtöl auch für die Lippenbutter (S. 58) sowie für den Hagebutten-Honig-Balsam (S. 62) verwenden. Die Reste des Ölmazerates ergeben natürlich auch ein pflegendes Bodyöl – füge noch ein paar Tropfen deines ätherischen Lieblingsöls hinzu und schon hast du ein weiteres Produkt!

So wird's gemacht:

Zunächst alle Arbeitsgeräte, Behälter und Tiegel mit Alkohol desinfizieren. Das Hydrolat, die Tinktur und das Biokons abwiegen und gut miteinander vermischen.

Das Öl hinzufügen und gemeinsam in eine Spenderflasche abfüllen.

Vor der Anwendung gut schütteln, sodass sich das Öl mit den anderen Flüssigkeiten gut verbinden kann. Die Lotion auf das gut gereinigte Gesicht und Dekolleté auftragen.

Pflegende Wärme

Hagebutten-Honig-Balsam

Wenn es draußen langsam ungemütlich wird, dann sehnt sich die Haut nach intensiver Pflege. Mit dem wärmenden Hagebutten-Honig-Balsam wird sie gestärkt. Das feuchtigkeitsspendende Hagebuttenfruchtöl ist eine wahre Wohltat, und der Honig wirkt antibakteriell und wärmend zugleich. Als intensive Pflege kann der Balsam sparsam aufgetragen fürs Gesicht verwendet werden, oder man cremt damit Hände, Füße und trockene Hautstellen ein.

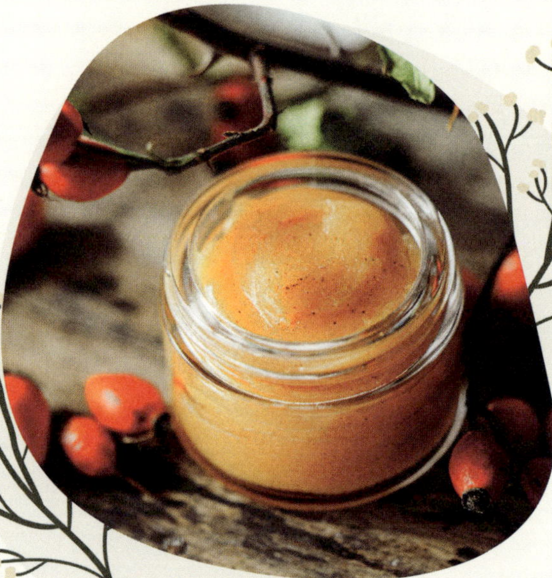

Man benötigt:

Alkohol zum Desinfizieren
50 g Hagebuttenfruchtöl
20 g Sheabutter
6 g Bienenwachs
1 TL Honig
1 kleine Prise Zimt (optional)
Optional 5 Tropfen ätherisches Vanilleöl
(Vanilla planifolia)
Tiegel zum Abfüllen

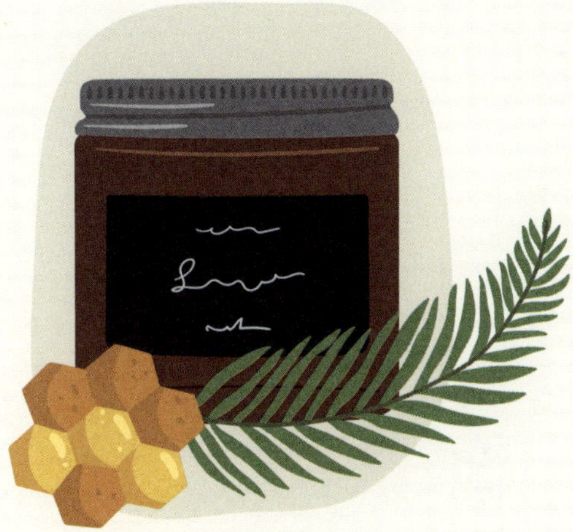

Haltbarkeit:

etwa 8–10 Monate

Vorbereitung:

Aus einer Handvoll frischer oder getrockneter Hagebutten einen Warmauszug mit etwa 100 g Mandelöl herstellen. Dazu die Hagebutten und das Öl kurz pürieren und anschließend im Wasserbad ziehen lassen.

Tipp: Du kannst das Hagebuttenfruchtöl auch für die Lippenbutter (S. 58) sowie für die Zwei-Phasen-Gesichtslotion (S. 60) verwenden.

So wird's gemacht:

Arbeitsplatz und Arbeitsgeräte mit Alkohol desinfizieren.

Hagebutten-Mazerat, Sheabutter und Bienenwachs im Wasserbad erwärmen, bis alles geschmolzen ist. Vom Herd nehmen und überkühlen lassen, dabei mit einem Löffel die Masse rühren. Zimt in den Honig unterrühren und gemeinsam zum Balsam hinzufügen. Alles gut miteinander vermischen.

In einen Tiegel abfüllen und für mehrere Stunden zum Aushärten in den Kühlschrank stellen – so verhindert man, dass die Sheabutter krisselig (grobkörnig) wird.

Gruß vom Herbst

Kürbis-Bodybutter

Kürbisse gehören zum Herbst einfach dazu! Aus ihnen kann man wunderbare und gesunde Gerichte zaubern – und auch für unsere Haut sind sie ein Genuss. Denn der Kürbis ist reich an Vitaminen, Mineralstoffen, Beta-Carotin und Antioxidantien. So versorgt er sie mit genügend Feuchtigkeit und bringt sie zum Strahlen. Die cremig zarte Bodybutter verwöhnt unsere Haut und duftet ganz herrlich.

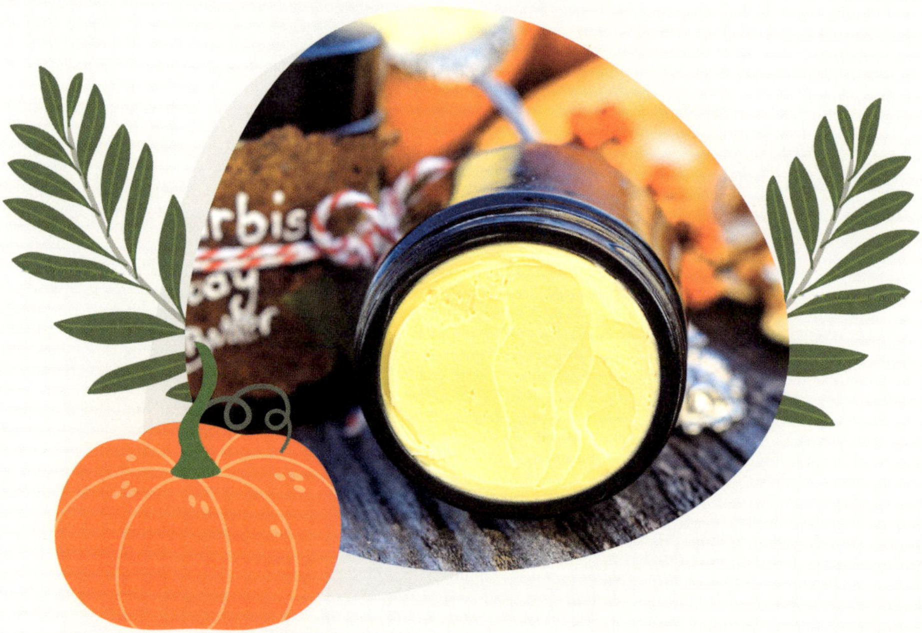

Man benötigt:

150 g Sheabutter
150 g Kürbisölauszug
5 Tropfen Vitamin E
Ätherische Öle (optional):
10 Tropfen Vanille *(Vanilla planifolia)*,
10 Tropfen Mandarine rot
(Citrus reticulata),
5 Tropfen Zimtrinde
(Cinnamomum zeylanicum)
Alkohol zum Desinfizieren
Tiegel zum Abfüllen

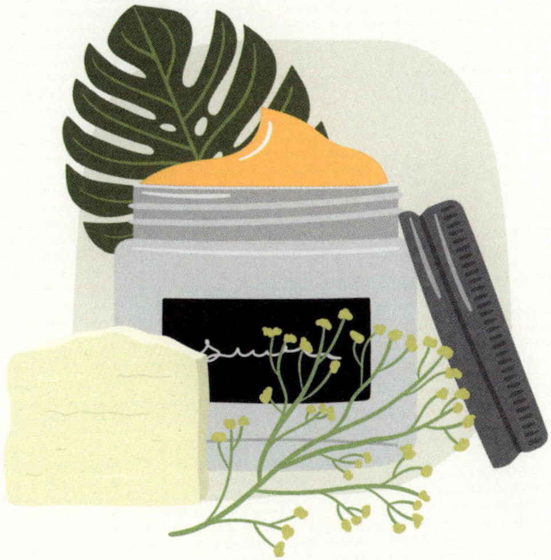

Haltbarkeit:

etwa 6 Monate

Vorbereitung:

Aus 100 g Kürbis, 200 g Mandel- oder Sonnenblumenöl und zwei Zimtstangen einen Warmauszug herstellen. Um ein intensives Ergebnis zu erhalten, kann der Kürbis mit dem Mandelöl püriert werden.

Tipp: Vom abgeseihten Kürbisfleisch 1 EL mit 1 TL Honig und 1 EL Joghurt vermengen – so erhält man eine nährende Gesichtsmaske.

So wird's gemacht:

Die Sheabutter abwiegen und mit dem Kürbisöl mischen. Bei wenig Hitze die Sheabutter im Kürbisöl schmelzen. In eine Schüssel geben, Vitamin E beimengen und 1–2 Stunden im Kühlschrank abkühlen lassen.

Mit dem Mixer die Bodybutter kräftig aufschlagen und die ätherischen Öle unterrühren. Anschließend in die vorher desinfizierten Gläser abfüllen.

Fruchtige Herbstpflege

Quitten-Bodylotion

Im Herbst und im Winter braucht die Haut oft mehr Pflege als sonst, da Heizungsluft sie stärker austrocknet und die kalte Luft sie beansprucht. Die Lotion ist dennoch leicht und zieht schnell in die Haut ein. Sie hinterlässt ein zartes, seidiges Gefühl und duftet sanft nach Quitte und Orangenblüten.

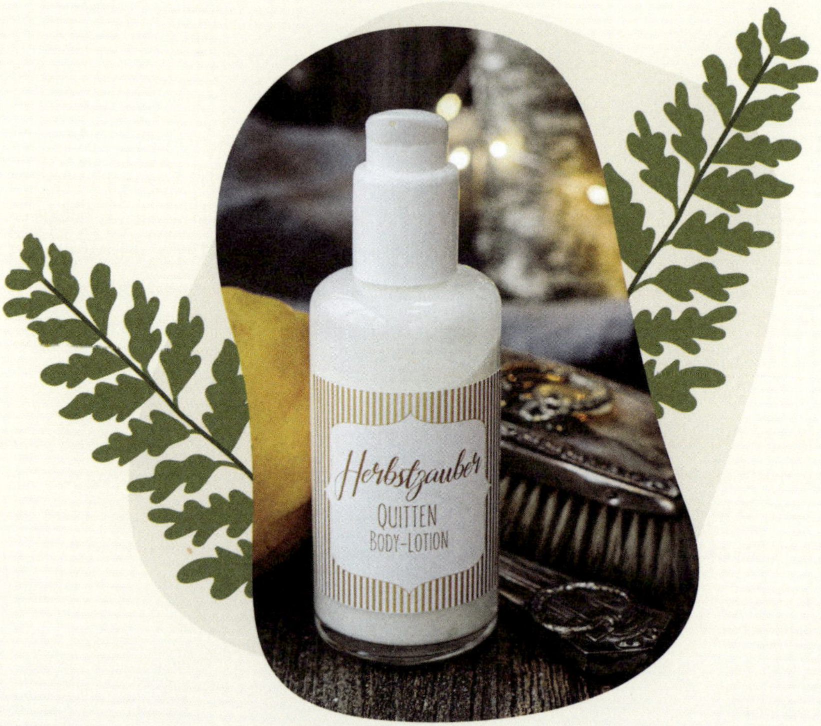

Man benötigt:

Alkohol zum Desinfizieren

Fettphase:
18 g Quittenöl
4 g Sheabutter
2 g Emulsan
0,5 g Bienenwachs

Wasserphase:
30 g Orangenblütenwasser
42 g destilliertes Wasser

Hilfs- und Zusatzstoffe:
0,5 g Xanthan transparent
2 g Glycerin (oder Hibiskusglycerite)
1 g Rokonsal™ BSB-N (Konservierung)
Milchsäure zum Einstellen des pH-Werts
pH-Wert-Streifen
Spenderflasche zum Abfüllen

Haltbarkeit:

etwa 2 Monate

Vorbereitung:

Aus einer halben Quitte (inklusive Schale) und 80 g Jojobaöl einen Warmauszug herstellen und diesen gut filtern.

Tipp: Das Quittenöl lässt sich auch sehr gut zu einer Lippenbutter (S. 58) verarbeiten.

So wird's gemacht:

Zunächst werden alle Arbeitsgeräte, Behälter und Tiegel mit Alkohol desinfiziert.

Das Quittenöl, die Sheabutter, das Emulsan und das Bienenwachs abwiegen und in einem hitzebeständigen Glas im Wasserbad sanft schmelzen lassen.

Das Orangenblütenwasser und das destillierte Wasser ebenso abwiegen und in einem separaten Glas im Wasserbad erhitzen.

Das Xanthan im Glycerin quellen lassen. Haben Öl- und Wasserphase eine Temperatur von 65–70 Grad erreicht, werden sie vom Herd genommen. Jetzt kann die Fett- mit der Wasserphase verbunden werden. Dazu die Wasserphase in die Fettphase gießen und mit einem Mixer 3–4 Minuten schlagen. Beide Phasen verbinden sich.

Um die Lotion noch etwas fester zu machen, wird das gelöste Xanthan ebenfalls mit dem Mixer untergerührt. Mit einem Löffel oder Glasstab kaltrühren und den Konservierer Rokonsal™ BSB-N untermischen.
Den pH-Wert kontrollieren und mit Hilfe der Milchsäure auf etwa 5,4 einstellen.

Beerige Pflege

Cranberry-Bodypeeling

Das rote Peeling besticht schon durch seine traumhafte Farbe! Hier spürt man gleich die Kraft der roten Beeren. Mit dem Zucker-Salz-Gemisch werden die abgestorbenen Hautschüppchen abgetragen und die Haut wird beim Einmassieren gut durchblutet – damit sie auch im Winter geschmeidig und fein bleibt.

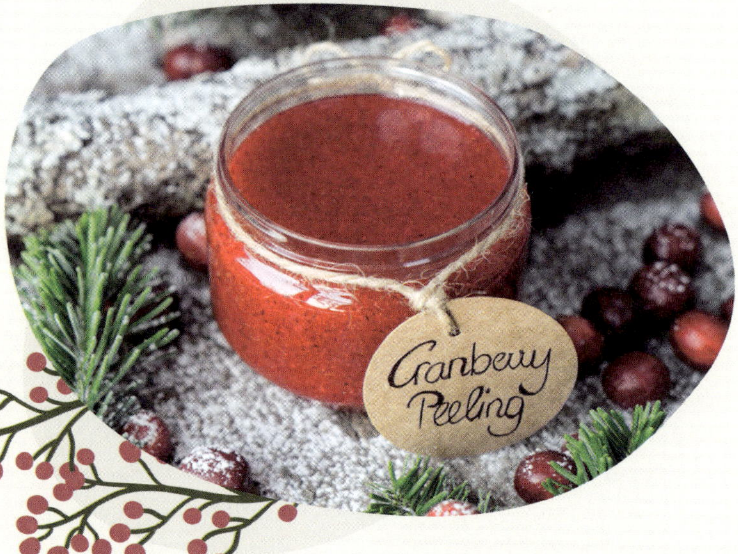

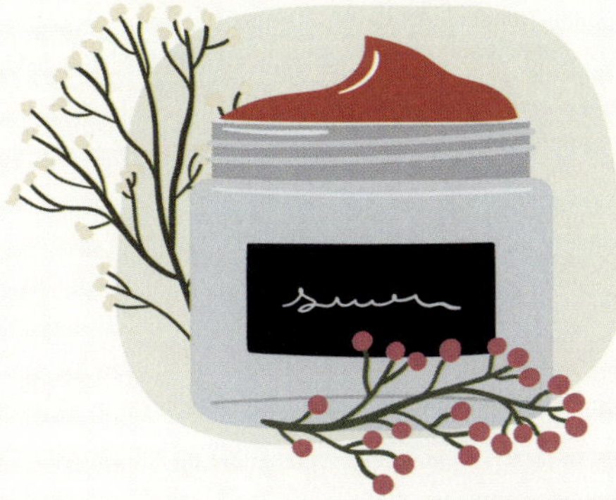

Man benötigt:

Alkohol zum Desinfizieren
100 g frische Cranberrys
200 g Zucker
50 g Salz
100 g Sonnenblumenöl
Ätherische Öle nach Wahl,
zum Beispiel:
20 Tropfen Vanille *(Vanilla planifolia)*,
10 Tropfen Benzoe *(Styrax tonkinensis)*,
10 Tropfen Orange *(Citrus sinensis)*
2 EL Honig
Tiegel zum Abfüllen

Haltbarkeit:

etwa 3–4 Monate

Tipp: Wer eine empfindliche Haut hat, der mörsert Zucker und Salz, sodass es feiner wird.

So wird's gemacht:

Zunächst werden alle Arbeitsgeräte, Behälter und Tiegel mit Alkohol desinfiziert.

Die Cranberrys im Mixer gut zerkleinern, sodass ein feines Mus entsteht.

Zucker und Salz hinzufügen und alles in einer Schüssel gut verrühren.

In das abgewogene Öl die ätherischen Öle eintropfen, kurz vermischen und zu dem Beerengemisch hinzufügen.

Den Honig ebenfalls untermischen und das Peeling gut verrühren.

In einen Tiegel abfüllen und beschriften.

Winterzauber im Bad

Sprudelbadekugeln

Draußen ist es kalt, der Wind weht und vielleicht fallen schon die ersten Schneeflocken. Grund genug, um eine entspannende Badewanne zu genießen – und das mit der stärkenden Kraft der Nadelbäume! Die duftenden Badekugeln sind nicht nur ein Hingucker und ein gern gesehenes Geschenk, sie pflegen auch die Haut und sorgen für entspannende Momente.

Tipp: Sehr schön sehen die Badekugeln auch aus, wenn man getrocknete und fein gemahlene Fichten- oder Tannennadeln untermischt!

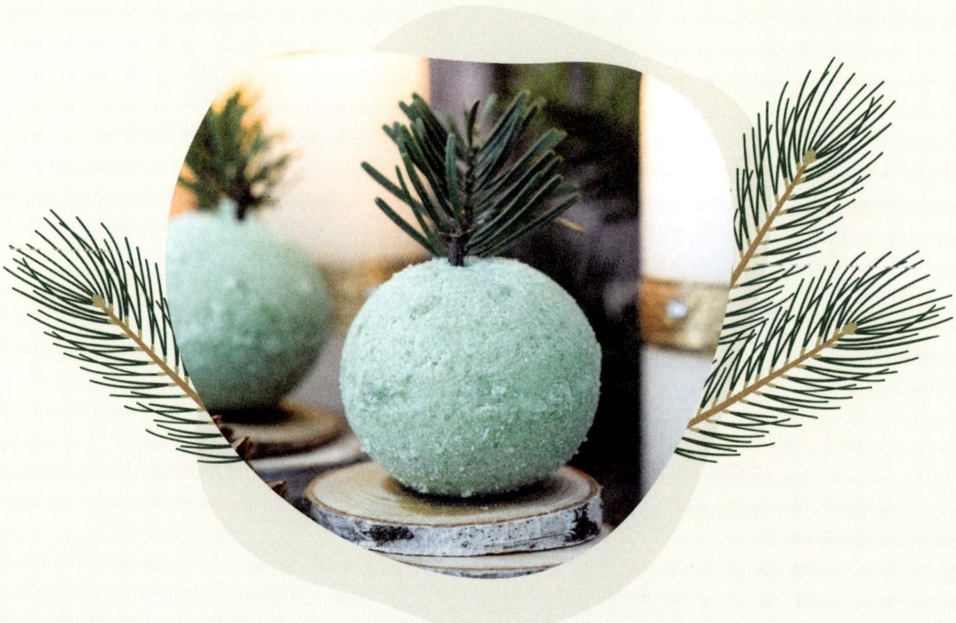

Man benötigt:

100 g Natron
50 g Zitronensäure
30 g Mais- oder Kartoffelstärke
30 g Milchpulver
45 g Mandelöl
1 Messerspitze Chlorophyll oder eine grüne Lebensmittelfarbe (optional)
40 Tropfen ätherische Öle:
25 Tropfen Weißtanne *(Abies alba),*
15 Tropfen Mandarine rot *(Citrus reticulata)*
kleine Zweige und Nelken zur Dekoration
Formen zum Pressen der Kugeln

Haltbarkeit:

etwa 3–4 Monate

So wird's gemacht:

Natron, Zitronensäure, Stärke und Milchpulver in eine Schüssel geben und gut miteinander vermischen.

In einem kleinen Schälchen das Chlorophyll mit etwa 1 EL Öl gut vermischen. Das Chlorophyll gibt es als Paste zu kaufen und man benötig nicht viel, um eine schöne Farbe zu erzielen. Danach das gelöste Chlorophyll zum Rest des abgewogenen Öls hinzugeben und gut vermischen. Die ätherischen Öle können ebenfalls beigefügt werden. Anschließend mit der trockenen Pulvermasse gut vermischen.

Es sollte ein sandiger, nicht zu nasser Teig entstehen. Ist er zu trocken, kann man etwas Alkohol (zum Beispiel Wodka) über die Masse sprühen. Fühlt sie sich zu nass an, noch etwas Stärke oder Milchpulver hinzugeben.
Die Masse in die Form drücken und gut zusammenpressen. Danach vorsichtig die Form lösen und die Badekugel auf einen Teller legen.

Jetzt kann noch vorsichtig ein kleiner Zweig und eine Nelke in die Masse gesteckt werden. Die Badekugeln mindestens einen Tag gut durchtrocknen lassen.

Für süße Küsse

Apfel-Lippenbalsam

Äpfel stehen für Liebe und Fruchtbarkeit. Sie werden auch gerne den alten Göttinnen zugesprochen, beispielsweise der griechischen Liebesgöttin Aphrodite oder Idun, der germanischen Göttin für Jugend und Unsterblichkeit. So ist es nicht verwunderlich, dass die Frucht auch gern gesehene Zutat von selbstgemachter Kosmetik ist. Der Lippenbalsam ist ganz einfach herzustellen und pflegt die zarte Haut an den Lippen wunderbar.

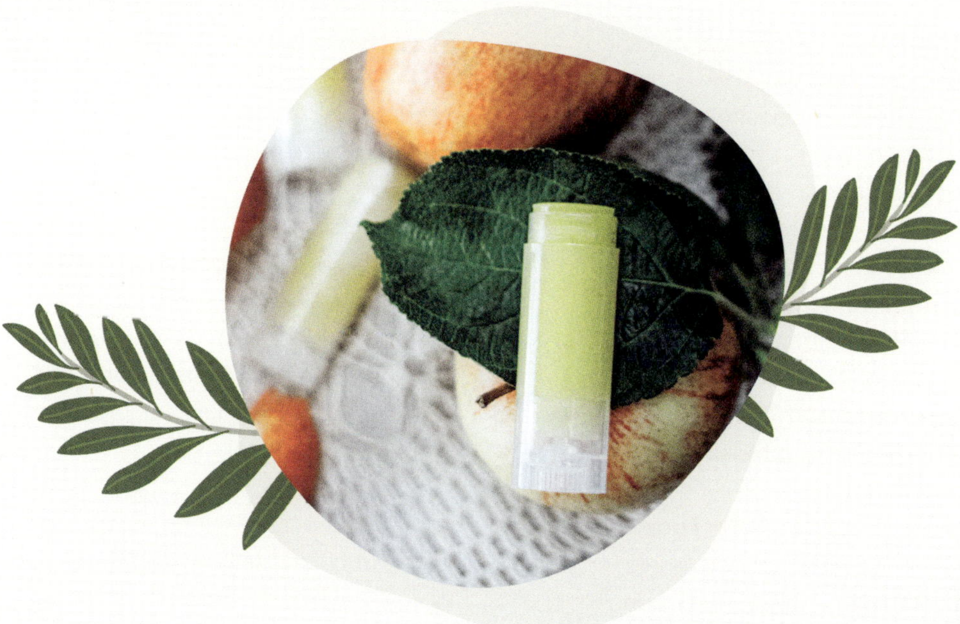

Man benötigt:

Alkohol zum Desinfizieren
17,5 g Apfelöl
3,5 g Bienenwachs
2–3 Tropfen ätherisches Öl nach Wunsch
4 Lippenstifthülsen

Haltbarkeit:

etwa 6 Monate

Vorbereitung:

Aus einem kleinen Apfel und etwa 150 g Mandelöl sowie einer Vanilleschote einen Warmauszug herstellen und diesen danach gut filtern.

Tipp: Der Rest des Öls ist eine gute Grundlage, um eine pflegende Bodybutter herzustellen, aber auch pur verwendet als Körperöl ist es sehr wohltuend.

So wird's gemacht:

Arbeitsgeräte mit Alkohol desinfizieren. Anschließend Öl und Bienenwachs abwiegen und in einem Glas im Wasserbad erwärmen.

Ist das Wachs geschmolzen, vom Herd nehmen und das ätherische Öl eintropfen.

Sofort in die Lippenstifthülsen abfüllen und auskühlen lassen.

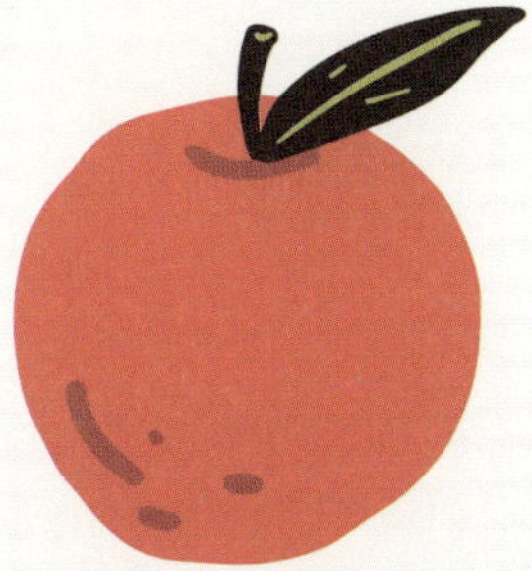

Gute-Laune-Macher

Orangen-Badetaler

Die Schale der Orange steckt voller Aromen, die man vielfältig nutzen kann. Die ätherischen Öle lassen sich gut in fettem Öl lösen, so erhält man ein pflegendes und noch dazu sehr fein riechendes Pflegeprodukt. Zudem sorgen Zitrusöle für gute Laune – mit den sprudelnden Badetalern kann das Badevergnügen kommen. Das restliche Öl kann als Körperöl verwendet werden.

Man benötigt:

Alkohol zum Desinfizieren
100 g Natron
50 g Zitronensäure
30 g Maisstärke
30 g Milchpulver
15 g Kakaobutter
35 g Orangen-Tonka-Öl
10 Tropfen Sanddornfruchtfleischöl
Silikonformen

Haltbarkeit:

etwa 6 Monate

Vorbereitung:

Aus der Schale einer Bio-Orange, einer halben geriebenen Tonkabohne und 100 g Mandelöl einen Warmauszug herstellen und diesen anschließend gut filtern.

Tipp: Der Rest des Ölmazerates eignet sich hervorragend, um eine Bodybutter herzustellen oder um es als Körperöl zu verwenden.

So wird's gemacht:

Alle Arbeitsgeräte mit Alkohol desinfizieren.

Natron, Zitronensäure, Maisstärke und Milchpulver in einer Schüssel vermischen. Kakaobutter leicht erwärmen, sodass sie schmilzt.

Gemeinsam mit dem Orangen-Tonka-Öl und dem Sanddornfruchtfleischöl zu den trockenen Zutaten geben und alles gut vermischen. Dabei soll ein sandiger Teig entstehen, den man gut in die Silikonformen füllen kann. Ist er zu nass, noch etwas Stärke oder Milchpulver hinzufügen. Sollte er zu trocken sein, kann noch etwas Orangen-Tonka-Öl beigemischt werden.

In die Form einfüllen, gut festdrücken, mit einem Tuch abdecken und für 1–2 Tage an einem kühlen Ort aushärten lassen. Aus den Formen nehmen.

Waldduft für die Sinne

Saunaaufguss und -honig

Gerne werden in der Sauna zum Aufwärmen Aufgüsse mit Wasser und verschiedenen Saunaölen gemacht. Leider findet man immer wieder Zubereitungen mit vielen künstlich hergestellten Aromen, die für den Körper nicht unbedingt gesund sind. Dabei kann man sich einen Saunaaufguss einfach selber herstellen. Reibt man den Körper anschließend auch noch mit einem Saunahonig ein, ist das Genuss pur.

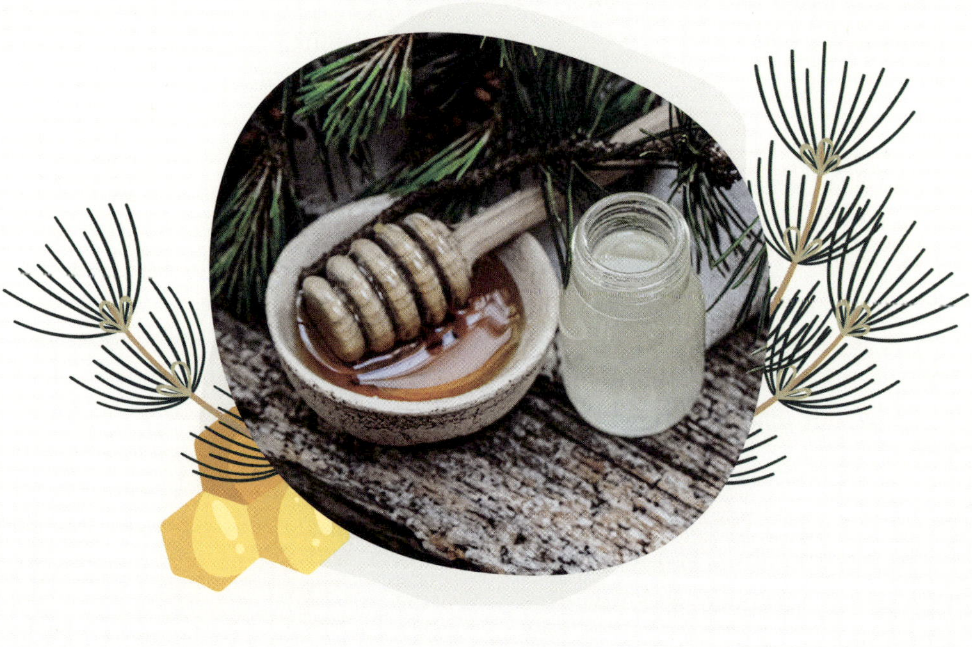

Man benötigt für die Saunaaufguss-Basis:

50 g Weingeist (70 Vol.-%)
Ätherische Öle: 30 Tropfen Latschenkiefernöl *(Pinus mugo)*,
10 Tropfen Lavendel fein *(Lavandula angustifolia)*,
10 Tropfen Mandarine rot *(Citrus reticulata)*
Flasche zum Abfüllen

Haltbarkeit:

mindestens 1 Jahr

So wird's gemacht:

Die Zutaten in eine Flasche füllen und gut schütteln.

Auf 1 Liter Saunawasser etwa 1 TL der Mischung hinzufügen. Da ätherische Öle sich nicht mit Wasser verbinden, sollte man das Wasser mit der Saunakelle gut durchmischen, bevor es auf die heißen Steine gegeben wird.

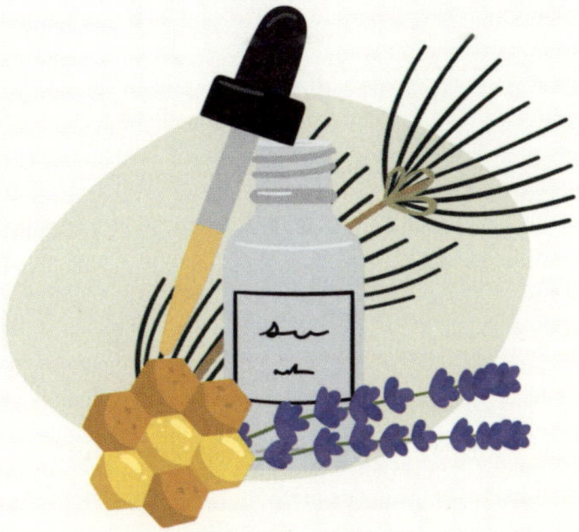

Man benötigt für den Saunahonig:

2 EL Honig
Ätherische Öle:
1 Tropfen Latschenkiefernöl *(Pinus mugo)*,
1 Tropfen Lavendel fein *(Lavandula angustifolia)*
Schüssel

Haltbarkeit:

sofort verbrauchen

So wird's gemacht:

Den Honig mit den Ölen vermischen und beim letzten Saunagang auf die feuchte Haut einmassieren.

Anschließend mit Wasser abspülen und mit einem Handtuch nur trockentupfen.

Bartpflege für Gentlemen

Pflegebalsam mit Waldduft

Ein schöner Bart will umsorgt sein! Hier unterstützen die feinen Aromen des Waldes. Sie wirken nicht nur pflegend, sondern haben auch einen feinen, leicht herben Duft. Solch ein Balsam ist ein schönes Geschenk für den Mann!

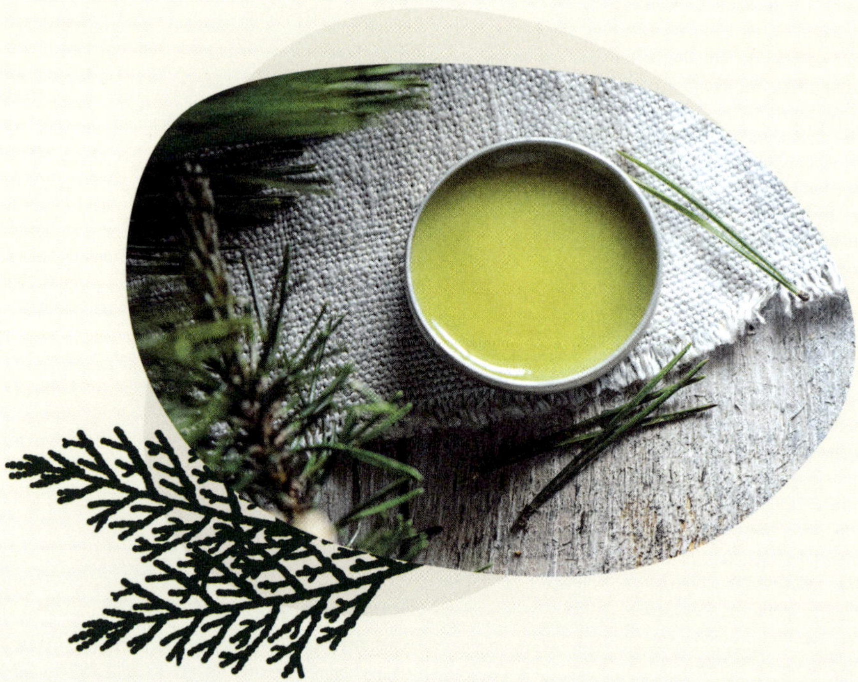

Man benötigt:

Alkohol zum Desinfizieren
50 g Kiefern-Wacholderbeerenöl
7 g Bienenwachs
Ätherische Öle:
2 Tropfen Wacholder
(Juniperus communis),
1 Tropfen Rosmarin
(Rosmarinus officinalis CT Cineol),
1 Tropfen Orange *(Citrus sinensis)*
Tiegel zum Abfüllen

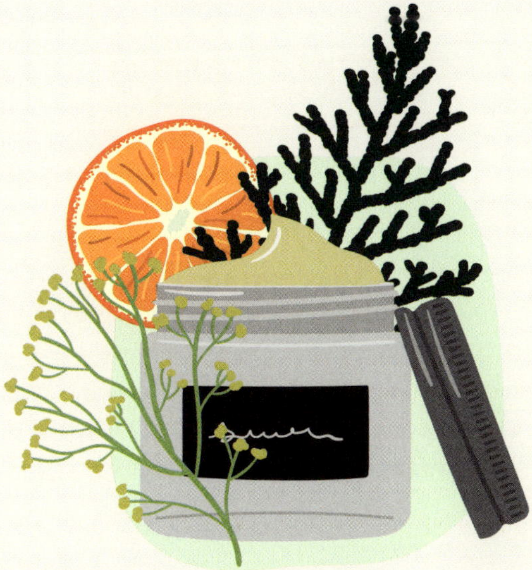

Haltbarkeit:

etwa 1 Jahr

Vorbereitung:

Aus einer Handvoll frischer Kiefernadeln, 1 TL Wacholderbeeren und 60 g Jojobaöl einen Warmauszug herstellen und diesen anschließend gut filtern.

So wird's gemacht:

Zunächst werden alle Arbeitsgeräte, Behälter und Tiegel mit Alkohol desinfiziert.

Das Kiefern-Wacholderbeerenöl mit dem Bienenwachs in ein feuerfestes Glas geben und erhitzen, bis das Wachs geschmolzen ist.

Vom Herd nehmen und mit einem Löffel oder Spatel auf Handwärme rühren.

Die ätherischen Öle eintropfen und nochmals gut verrühren. In einen Tiegel abfüllen.

Walddurft zum Entspannen

Nadelölbad

Früher wurden Bäder aus Tannennadeln zur Nervenstärkung und in der Rekonvaleszenz verwendet. Der Duft der Nadeln wirkt sehr entspannend – man fühlt sich, als ob man mitten im Wald stehen würde. Er lässt durch- und aufatmen, und die Muskeln dürfen sich entspannen. Das Nadelölbad lädt ein, die Gedanken schweifen zu lassen und sich zu entspannen.

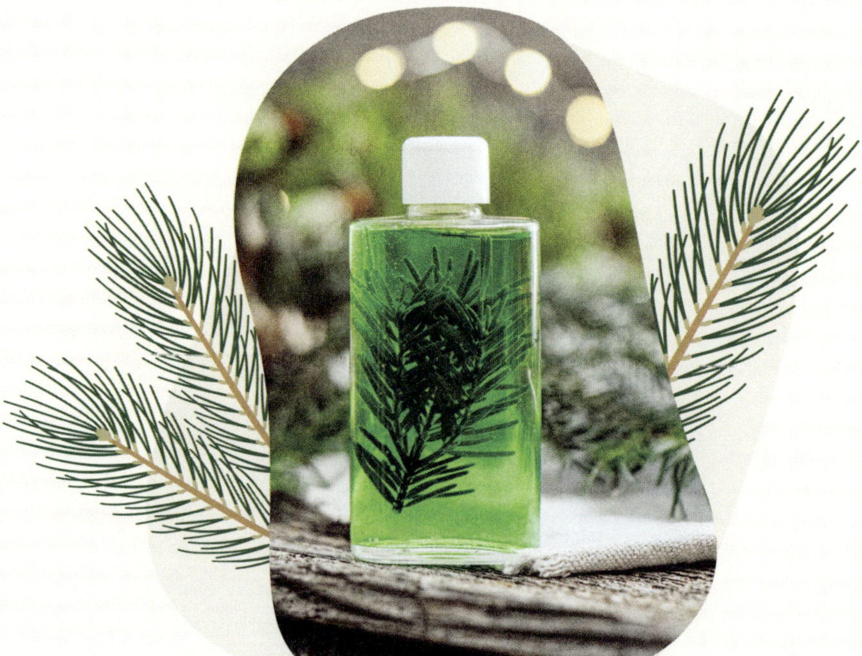

Man benötigt:

Alkohol zum Desinfizieren
100 g Nadelöl-Mazerat
10 g Lysolecithin
(alternativ: Dermofeel® PP)
Ätherische Öle:
10 Tropfen Weißtanne *(Abies alba),*
10 Tropfen Mandarine rot
(Citrus reticulata),
5 Tropfen Lavendel fein
(Lavandula angustifolia)
5 Tropfen Vitamin E
Flaschen zum Abfüllen

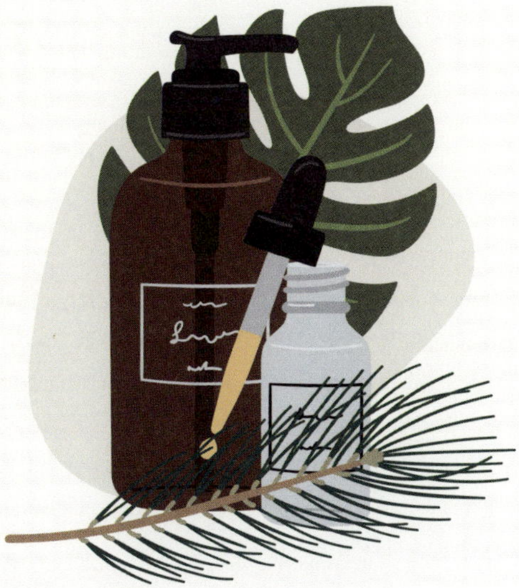

Haltbarkeit:

etwa 6–8 Monate

Vorbereitung:

Aus 1–2 Handvoll frischer oder getrockneter Tannen- oder Fichtennadeln sowie 110–120 g Mandelöl einen Warmauszug herstellen und diesen anschließend sorgfältig filtern.

Tipp: Um das Badeöl einzufärben, können etwas Chlorophyll (als grünliche Paste erhältlich) oder ein paar Tropfen Lebensmittelfarbe verwendet werden. Sollte sich der Emulgator am Boden absetzen, das Öl vor der Verwendung einfach gut schütteln.

So wird's gemacht:

Zunächst werden alle Arbeitsgeräte, Behälter und Tiegel mit Alkohol desinfiziert.

Das Lysolecithin mit dem Nadelöl vermischen und die ätherischen Öle sowie das Vitamin E unterrühren. In Flaschen abfüllen.

Für eine Badewanne etwa 2 EL des Öls verwenden.

Badeschokolade mit Tannennadeln

Warmes Badewasser mit feinen Düften lässt uns am Abend entspannen und zur Ruhe kommen. Da passt die Tanne perfekt dazu, man fühlt sich mit ihrem Duft geborgen. Dafür mahlt man getrocknete Tannennadeln zu einem feinen Pulver. Dieses gibt der Schokolade auch die grün-braune Farbe.
In stressigen Zeiten sorgt die Badeschokolade für ruhige Minuten, und man braucht bei ihrem Genuss auch kein schlechtes Gewissen haben! Außerdem ist sie ein wunderbares Geschenk.

Tipp: Das Lysolecithin sorgt dafür, dass die Kakaobutter und das Öl nicht nur an der Wasseroberfläche schwimmen, sondern sich gut mit dem Badewasser vermengen. Nach dem Bad die Haut nur mehr abtupfen, damit die pflegenden Öle daran haften bleiben.

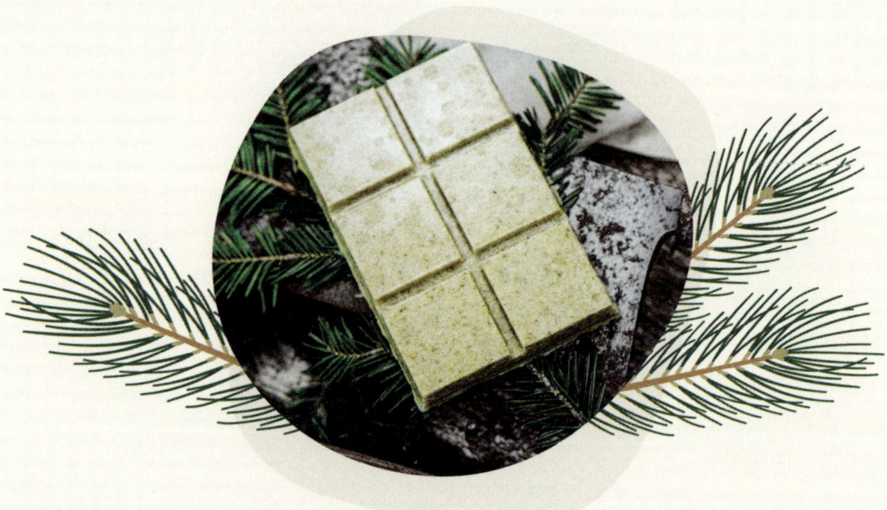

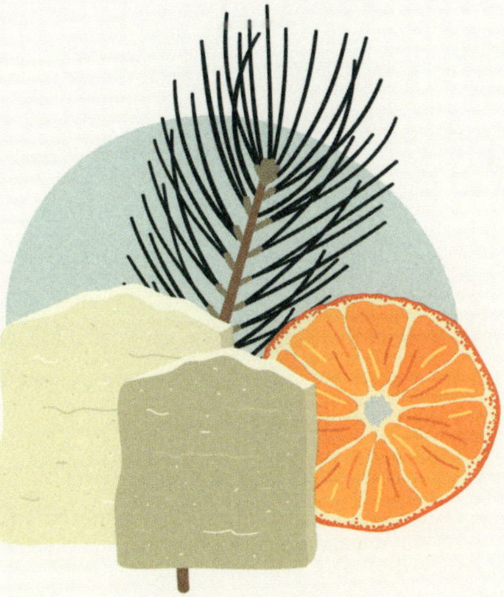

Man benötigt:

Alkohol zum Desinfizieren
40 g Kakaobutter
5 g Mandelöl oder Nadelöl
(siehe voriges Rezept)
5 g Lysolecithin
5 g Molkepulver
15 g Zitronensäure
30 g Natron
1 TL Tannennadelmehl
20 Tropfen ätherisches Öl Mandarine rot
(Citrus reticulata)

Haltbarkeit:

etwa 6–8 Monate

Vorbereitung:

Eine Handvoll Tannennadeln trocknen lassen, in einer Kaffeemühle fein mahlen und anschließend durch ein Sieb streichen.

So wird's gemacht:

Zunächst werden alle Arbeitsgeräte, Behälter und Tiegel mit Alkohol desinfiziert.

Kakaobutter, Mandelöl und Lysolecithin in ein feuerfestes Glas geben und bei wenig Hitze schmelzen lassen.

In einer Schüssel Molkepulver, Zitronensäure, Natron und das Tannennadelmehl vermischen. Ist die Kakaobutter geschmolzen, zu den trockenen Zutaten in der Schüssel geben und alles gut miteinander vermengen.

Zum Schluss das ätherische Öl eintropfen und nochmals vermischen. Danach sofort in die Form füllen und im Kühlschrank abkühlen und fest werden lassen.

Für ein Bad 1–2 Stück der Schokolade ins warme Wasser geben.

Duftkomposition zum Mitnehmen

Festes Parfum

Düfte sind magisch und können uns ein Lächeln ins Gesicht zaubern. Ein wenig davon auf die Pulsflächen auftragen, verreiben und tief einatmen – die herrlichen ätherischen Öle duften nicht nur gut, sie heben auch die Stimmung. Natürlich können sie nach deinen Wünschen angepasst werden. Tausche sie gerne aus und verwende deine Lieblingsöle, die du gerne magst. Für dieses Rezepte habe ich eine kleine Besonderheit verwendet – Rosenwachs! Jedes Rosenblatt ist mit einer feinen Schicht duftendem Wachs umhüllt und dieses kann auch in der Kosmetik verwendet werden. Es ist aber etwas schwieriger zu erwerben, da es nicht überall erhältlich ist. Daher kannst du es auch ganz einfach mit Bienenwachs oder einem anderen Wachs deiner Wahl austauschen.

Tipp: Eine sehr schöne Idee ist es, das feste Parfum in ein Schmuckamulett zu füllen, so hat man es immer dabei.

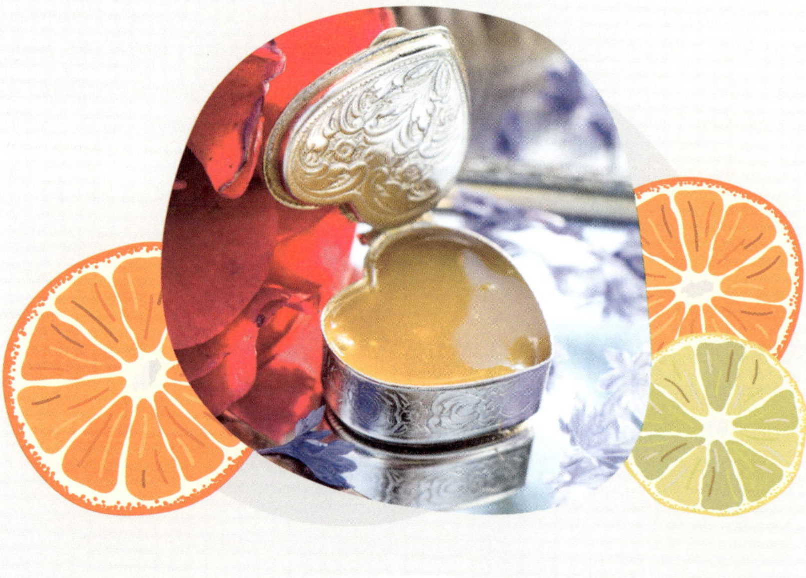

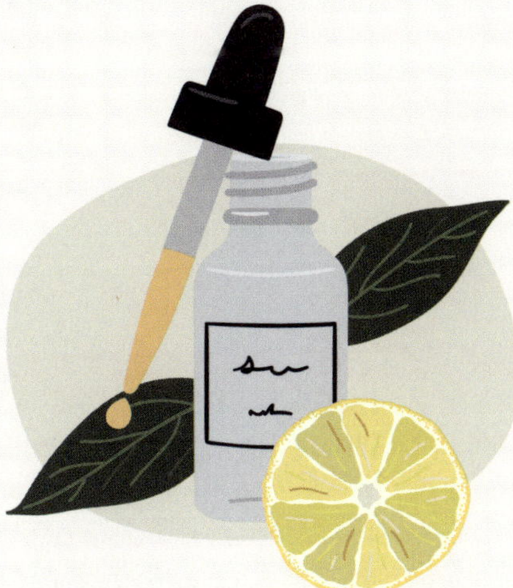

Man benötigt:

Alkohol zum Desinfizieren
15 g Jojobaöl
3 g Bienenwachs
5 g Rosenwachs (oder Bienenwachs)
10 g Kakaobutter
Ätherische Öle:
20 Tropfen Mandarine rot *(Citrus reticulata)*,
20 Tropfen Bergamotte *(Citrus bergamia)*,
25 Tropfen Neroli *(Citrus aurantium flos)*,
12 Tropfen Benzoe *(Styrax tonkinensis)*
Tiegel zum Abfüllen

Haltbarkeit:

etwa 8–10 Monate

So wird's gemacht:

Alle Arbeitsgeräte, Behälter und Flaschen mit Alkohol desinfizieren. Jojobaöl, Bienenwachs und Rosenwachs abwiegen, in ein feuerfestes Glas geben und im Wasserbad langsam schmelzen. Vom Herd nehmen und die Kakaobutter darin schmelzen.

Die ätherischen Öle in einem weiteren Glas vermischen.

Die geschmolzen Fette und Wachse leicht überkühlen lassen. Dabei die Masse immer gut rühren. Anschließend die ätherischen Öle tropfenweise hinzufügen und wieder rühren.

Hat sich alles gut verbunden, kann die Masse in Tiegel abgefüllt werden.

Harmonie und Entspannung

Kuschelöl

Berührungen sind so wichtig und verbinden uns mit Menschen ganz innig. Besonders für die Kleinsten sind Kuscheleinheiten ein Genuss und vermitteln Geborgenheit und Wärme. Die Duftmischung mit den feinen ätherischen Ölen riecht harmonisch und schafft eine wohlige Atmosphäre, außerdem sind sie pflegend für die Haut. Das Kuschelöl ist im Nu zusammengestellt und auch ein schönes Geschenk für Familien!

Achtung! Da unsere Haut viele der natürlichen Stoffe aufnehmen kann und sich feine Babyhaut erst entwickeln muss, darf das Kuschelöl nicht bei Kindern unter einem Jahr verwendet werden. Das Öl kann aber auch als feines Körperöl für Erwachsene Anwendung finden.

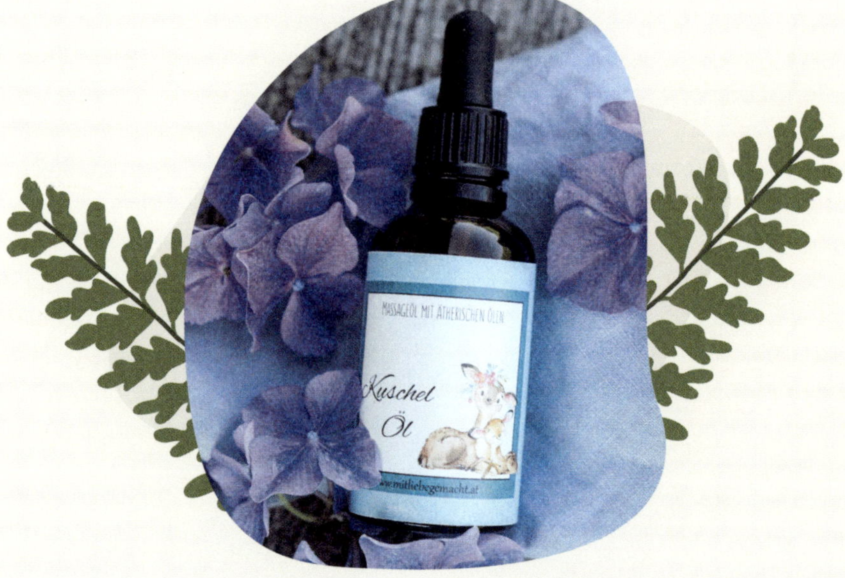

Man benötigt:

Alkohol zum Desinfizieren
100 g Mandelöl
Ätherische Öle:
2 Tropfen Mandarine rot
(Citrus reticulata),
3 Tropfen Vanille *(Vanilla planifolia)*,
1 Tropfen Rose *(Rosa x damascena)*,
1 Tropfen Lavendel fein
(Lavandula angustifolia),
1 Tropfen Benzoe *(Styrax tonkinensis)*
Flasche zum Abfüllen

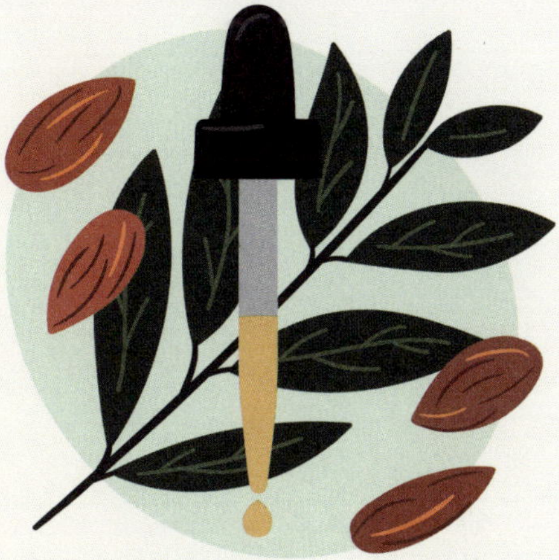

Haltbarkeit:

etwa 8–10 Monate

So wird's gemacht:

Alle Arbeitsgeräte, Behälter und Flaschen mit Alkohol desinfizieren. Das Mandelöl in eine Flasche füllen.

Die ätherischen Öle eintropfen, die Flasche verschließen und gut schütteln, sodass sich die ätherischen Öle gut mit dem Mandelöl verbinden.

Eigene Notizen

Dank

Dieses Buch ist eine wunderschöne Zusammenfassung meiner liebsten Naturkosmetik-Rezepte geworden. Dabei war es so in dieser Form zunächst gar nicht geplant. Ein großes Dankeschön geht daher an die liebe Dr. Michaela Schachner, die dieses Projekt ermöglicht und gefördert hat.

Damit meine Rezepte stimmig und gut lesbar sind, hat mich Dr. Markus Weiglein im Lektorat begleitet – ein herzliches Dankeschön an dich für deine wertvollen Inputs!

Dieses Mal darf ich meine Ideen in einem neuen und frischen Design zeigen – danke liebe DI (FH) Tanja Kühnel für diese wunderschöne Umsetzung! Es macht große Freude, in dem Buch zu blättern und sich Ideen zu holen.

In so einem Projekt stecken immer viel Zeit und Herzblut und ohne meine Familie wäre so eine Umsetzung nicht möglich gewesen. Dankeschön lieber Erich für deine Unterstützung bei jeder meiner Ideen und meinen Vorhaben! Danke auch an meine süße Emma, deine Offenheit und Neugier auf die Natur ist eine große Bereicherung und Inspiration!

So viele Menschen haben mich die letzten Jahre auf meiner Kräuterreise begleitet. Ich freue mich über all die lieben Kommentare, Fragen und Anregungen, die ich zu meinen Ideen und Rezepten bekomme. Ohne diese wunderbare Community würde es all diese Bücher nicht geben – dafür bin ich unendlich dankbar!

Danke an alle, die immer an mich glauben und mich unterstützen.

Doris Kern

Alles Liebe, Doris

Index

Glossar

Antibakteriell: wirksam gegen Bakterien

Antioxidantien: chemische Verbindungen, die eine Oxidation, das ist die Reaktion mit Sauerstoff, verlangsamen oder verhindern; so reduziert Vitamin E bei vielen pflanzlichen Ölen die Oxidation beziehungsweise das Ranzigwerden.

Ätherische Öle: Inhaltsstoffe von vielen Pflanzen, die sie vor Krankheiten oder Hitze schützen oder als Lockstoff für Insekten dienen. Sie werden meist durch Wasserdampfdestillation gewonnen und vielfältig verwendet.

Benzoe: das nach Vanille duftende Harz des immergrünen Benzoe-Baums. Für die Aromatherapie wird es in Alkohol gelöst, es wird aber auch als wohlriechendes Räucherwerk verwendet.

Biokons: ein Breitbandkonservierer. Er ist sehr gut hautverträglich und in der Naturkosmetik zugelassen.

Carotinoide: geben Pflanzen eine gelbliche bis orangefarbene Färbung und sind fettlöslich. Sie zählen zu den sekundären Pflanzenstoffen.

Cumarine: zählen zu den sekundären Pflanzenstoffen und sind durch ihren feinen, aromatischen Duft bekannt, welcher auch gerne in der Parfümerie eingesetzt wird. Sehr bekannt sind der Geruch von Waldmeister, Heu oder der Tonkabohne.

Dermofeel® PP: Emulgator, der sich besonders gut für Badeöle eignet.

Duschgelbasis: Mischung aus verschiedenen Tensiden (waschaktive Substanzen), welche in der Naturkosmetik verwendet wird, um Duschgele einfach herzustellen.

Emulgator: Wasser und Öl können sich ohne Hilfsstoff nicht für längere Zeit miteinander verbinden. Um dies zu ermöglichen, gibt es Emulgatoren, um beispielsweise in der Kosmetik eine stabile Emulsion zu ermöglichen. Durch einen fettliebenden und einen wasserliebenden Teil verbinden sich die Moleküle und ergeben eine Emulsion. Co-Emulgatoren unterstützen neben dem Hauptemulgator die Bildung einer stabilen Emulsion.

Emulsan: ein Emulgator zur Herstellung von Cremen und Lotionen

Emulsion: ist ein Gemisch von zwei Stoffen, die normalerweise nicht verbunden werden können. In der Kosmetik sind das Cremen, in der Küche beispielsweise die Mayonnaise.

Glycerin: chemisch gesehen ein 3-wertiger Alkohol. Er entsteht als Nebenprodukt bei der Spaltung von pflanzlichen Fetten in Glycerin und Fettsäuren, was beispielsweise auch bei der Verseifung passiert. Glycerin kommt aber auch ganz natürlich in der Haut vor und ist ein besonders hautverträglicher Stoff, sofern er nicht überdosiert wird.

Hydrolat: auch Pflanzenwasser oder Blütenwasser genannt; Hydrolate entstehen als Nebenprodukt bei der Herstellung von ätherischen Ölen durch Wasserdampfdestillation. Durch den Wasserdampf werden Pflanzeninhaltsstoffe extrahiert. Bei der Abkühlung im Destillationsprozess verwandelt sich der Dampf wieder in Wasser. Diese Pflanzenwasser enthalten alle wasserlöslichen Pflanzeninhaltsstoffe und sind ähnlich der Wirkung von ätherischen Ölen, allerdings milder in der Wirkung.

Lysolecithin: pflegender Emulgator, der hauptsächlich zur Herstellung von Badeölen verwendet wird.

Mazerat, Mazeration: von lateinisch „macerare", was so viel wie „einweichen" bedeutet. In der Pflanzenheilkunde wird der Begriff verwendet, wenn Pflanzeninhaltsstoffe durch einen Kaltwasserauszug extrahiert werden. Beispielsweise, wenn die Schleimstoffe der Eibischwurzel kalt angesetzt werden, spricht man von Mazeration. Aber auch, wenn Pflanzenteile in Öl eingeweicht werden, um so die öllöslichen Stoffe zu extrahieren, spricht man oft von einem Ölmazerat oder Ölauszug.

Ölauszug: siehe Mazerat, Mazeration

Olivem 1000: ein Emulgator auf Olivenölbasis, der biologisch abbaubar ist.

pH-Wert: Gibt an, ob eine wässrige Lösung sauer oder basisch ist. In der Kosmetik ist die Messung des pH-Wertes wichtig, da manche Konservierungsmittel nur mit einem bestimmten pH-Wert ihre Wirkung entfalten.

Rokonsal™ BSB-N: ist ein Breitbandkonservierer, der leicht nach Mandeln duftet. Er ist sehr gut hautverträglich und in der Naturkosmetik zugelassen.

SCI und SCS: Tenside in Pulverform, die in der Naturkosmetik als milde, waschaktive Substanzen verwendet werden.

Styrax: ein Naturharz des Storaxbaumes, das gerne zum Räuchern verwendet wird.

Tensid: in der Kosmetik waschaktive Substanzen, die hauptsächlich in Duschgelen oder Haarshampoos verwendet werden.

Tinktur: in den meisten Fällen ein alkoholischer Auszug aus Pflanzenstoffen

Vitamin E: eine bräunliche, zähflüssige Substanz, die als Antioxidans fungiert. Es kann verhindern, dass mehrfach ungesättigte Fettsäuren durch freie Radikale zerstört werden. In Hautpflegeprodukten wirkt es entzündungshemmend, lindert Juckreiz und kann die Bildung von Altersflecken vermindern. Durch die antioxidative Wirkung wird es gerne zu Ölen gemischt, da es so die Haltbarkeit verlängert. Aber Vitamin E ist kein Konservierungsstoff!

Xanthan: Gelbildner in der Kosmetik

Xylith: auch Birkenzucker genannt, durch seine Wirkung gegen Karies bekannt.

Haftungsausschluss

Alle Rezepte und Anleitungen wurden nach bestem Wissen und mit größtmöglicher Sorgfalt erstellt. Trotzdem kann keine Garantie für die Richtigkeit der Angaben übernommen werden. Eine juristische Haftung ist ausgeschlossen. Des Weiteren wird keine Haftung für fehlerhafte Zubereitung und Anwendung, auch nicht für Gesundheitsschäden durch allergische Reaktionen übernommen. Die Rezepte und Anwendungen in diesem Buch bieten keinen Ersatz für eine medizinische Behandlung. Bei Beschwerden oder Problemen wenden Sie sich im Bedarfsfall bitte umgehend an Ihre Ärztin oder Ihren Arzt.

Weiterführende Infos

Auf meinem Blog **www.mitliebegemacht.at** findest du viele weitere Informationen und Rezepten zu Kräutern, Hausmitteln und Naturkosmetik.

Auf der Seite **www.olionatura.de** der Naturkosmetik-Expertin Heike Käser finden sich detaillierte Informationen zum Thema Naturkosmetik und die richtige Verarbeitung von Rohstoffen.

Onlineshops für Inhaltsstoffe

Österreich
Aromapflege: www.aromapflege.com
Feeling: www.feeling.at
Kräuter und Geist:www.kraeuterundgeist.at
Naturkosmetik-Werkstatt:
www.naturkosmetik-werkstatt.at

Deutschland
Alexmo Cosmetics: www.alexmo-cosmetics.de
Dragonspice: www.dragonspice.de
Spinnrad: spinnrad.de

Schweiz
Feeling: www.feeling-schweiz.ch
Spinnrad: spinnrad.ch

Verpackungen
Etivera: www.etivera.com
Rosa Heinz: www.rosa-heinz.de

Feinwaage
Zum Abwiegen von Inhaltsstoffen ist eine genaue Waage sehr wichtig – sie sollte bis zum Hundertstel Gramm genau sein. Erhältlich im Fachhandel.

Bildnachweis

Fotos: Doris Kern, Illustrationen: Tanja Kühnel, mit Grafiken von: 1484, Aleksei Design, Anka Drozd, Anna Bova, asya_su, Ekaterina Chemakina, Kolerova, lesyau_art, tomr, m.malinika, Margarita Zakieva, POZNANINA, Raykova, Senyakaeva, sozai-koyomi, alle shutterstock.com
Autorinnenfoto S. 95: Maria Binder

Doris Kern

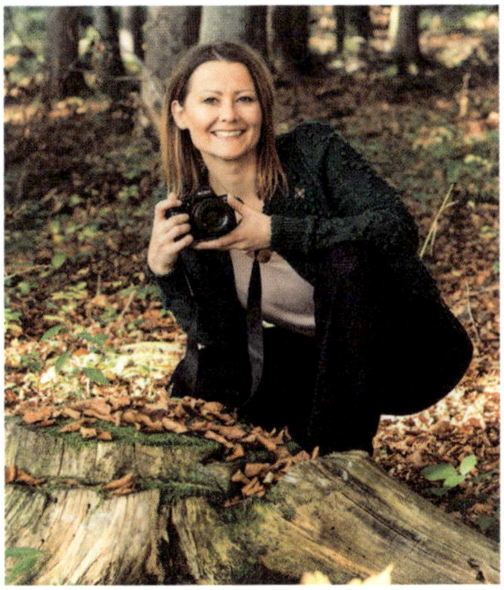

Geboren 1983, aufgewachsen im Mühlviertel, studierte an der FH Hagenberg Informatik und arbeitet heute als Projektmanagerin in der IT-Branche. Den Ausgleich zur Technik findet sie in der Natur: Kräuter, alte Hausmittel und Naturkosmetik stehen im Fokus ihrer Leidenschaft. In zahlreichen Ausbildungen, darunter TEH® Praktiker, TEH® Naturapotheke, Frauenheilkunde, Kräuterpädagogik oder im Lehrgang zum Kosmetikhersteller vertiefte sie ihr Wissen und gibt es in Kursen weiter. In ihrem Blog „Mit Liebe gemacht" veröffentlicht sie Rezepte und Anleitungen rund um das Thema Natur.

www.mitliebegemacht.at